艾滋病防治教育
知识读本

杨先梅 / 著

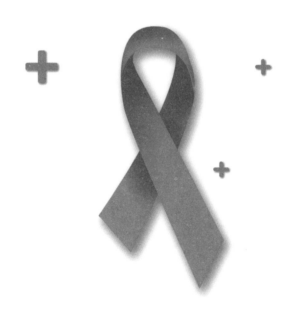

北方联合出版传媒(集团)股份有限公司
万卷出版公司

图书在版编目（CIP）数据

艾滋病防治教育知识读本 / 杨先梅著. –– 沈阳：
万卷出版公司，2020.1（2022.6重印）
ISBN 978-7-5470-5236-5

Ⅰ.①艾… Ⅱ.①杨… Ⅲ.①获得性免疫缺陷综合征
—防治 Ⅳ.①R512.91

中国版本图书馆CIP数据核字（2019）第253227号

出 品 人：王维良
出版发行：北方联合出版传媒（集团）股份有限公司
　　　　　万卷出版公司
　　　　　（地址：沈阳市和平区十一纬路 25 号　邮编：110003）
印 刷 者：天津盛奥传媒印务有限公司
经 销 者：全国新华书店
幅面尺寸：170mm × 240mm
字　　数：110 千字
印　　张：7
出版时间：2020 年 1 月第 1 版
印刷时间：2022 年 6 月第 2 次印刷
丛书策划：陈亚明　李文天
责任编辑：赵新楠
特约编辑：赵智谋
责任校对：张希茹
封面设计：何洁薇
ISBN　978-7-5470-5236-5
定　　价：28.00 元
联系电话：024-23284090
传　　真：024-23284448

前　言

　　艾滋病素来被称作"世纪传染病""全球性流行疾病""癌症之王"，从这些称号中我们就能看到艾滋病的可怕程度。

　　艾滋病是一种慢性疾病，对人体危害极大。艾滋病毒攻击的不是身体的一个部分或者一个器官，而是整个人体免疫系统。当免疫系统出现漏洞，人体免疫力就会逐步减弱直至消失，到这时一场小小的感冒就能置人于死地。不仅如此，艾滋病病毒复制能力强，具有强大的传染性，且能在人体内潜藏十余年，这就为其传染给他人带来了"便利条件"。

　　艾滋病刚被发现时，主要是在非洲和美国地区流行，很多中国人便认为这是一种"洋病"，离我们很远。结果几年之后，艾滋病毒就传到了中国，当时中国对艾滋病的研究很少，就连医护人员恐艾心理都十分严重，更何况普通人。但害怕归害怕，人们还是认为普通人不会得这种病，当时艾滋病又被称为"同性恋病""吸毒者病"。

　　近年来，艾滋病在世界范围内越来越流行，从非洲扩散至美洲又蔓延至亚洲，进而覆盖全球。在全球交融的今天，面对艾滋病，没有一个国家和民族可以独善其身，成为一方净土。

　　在中国，艾滋病疫情愈发严峻。从云南省开始，到河南、四川、湖北等地，艾滋病以不可阻挡之势席卷了中国的每一片土地，感染和患病人群也从吸毒者、同性恋者向普通人群扩散。看着那逐年攀升的数字，人们才意识到，艾滋病并不遥远，甚至就在我们身边。

　　感染和患病的人群中，青壮年的比例最大，而这之中不乏学生的身影，且数量在不断攀升。

昔日青春明媚的青年学生已然成为病毒魔爪下待宰的羔羊，那干净的笑容也被蒙上了厚厚的阴霾。

当这场没有硝烟的战争已经来到面前时，我们还要坐以待毙吗？

随着医疗水平与技术的发展，在过去的几年里，国内外对艾滋病的研究取得了不小的成果，但至今仍未发现和研制出能有效治愈艾滋病的药物和疫苗。

艾滋病虽不可治愈，但可以预防。其实艾滋病本身并不可怕，可怕的是对艾滋病相关知识的缺乏，这就导致人们防艾意识不强，不懂得如何预防。

大学生属于接受高等教育的群体，对艾滋病知识应该有足够的了解，但事实却并非如此。

学校艾滋病健康教育是全国防治艾滋病工作的基础工程，青年学生是接受艾滋病、性病教育的重点对象。在学校普及预防艾滋病知识，加强性教育、毒品安全教育，减少和杜绝学生的高危行为，使青年学生树立良好的防艾意识，做好防治艾滋病知识教育，使得青年学生群体了解艾滋病病毒的危害，是教育工作者长期而艰巨的任务。

本书从艾滋病的流行趋势和现状、艾滋病病毒的发展和特点、青年学生的身心发展特点和感染艾滋病的主要原因、青春期性教育以及艾滋病预防和治疗知识等方面进行阐述，使得青年学生能够对艾滋病及其相关问题有比较清楚的认识，形成较为系统的知识框架，从而更好地预防艾滋病。

由于作者水平有限，书中难免会有不足和缺憾之处，望广大读者不吝赐教。再次感谢所有支持和关心这本书的朋友们。

目　录

第一章　艾滋病病毒的产生

1.1　艾滋病病毒简介

　　艾滋病是感染艾滋病病毒引起的一种人畜共患疾病。艾滋病病毒又称人类免疫缺陷病毒、获得性免疫缺陷综合病毒（HIV），是一种慢性病毒，通过感染人体免疫细胞，造成人类免疫系统缺陷。

　　艾滋病病毒对人体的危害极大，它把人体免疫系统中最重要的$CD4^+T$淋巴细胞作为主要攻击对象，对该细胞进行大肆破坏，使得人体急剧降低甚至丧失免疫功能。丧失免疫功能后的人体异常脆弱，容易感染各种疾病，往往一场普通的感冒就会引发生命危险，因此艾滋病致死率极高。

　　青少年是受到艾滋病危害最严重的群体，世界上约 33% 的艾滋病患者或感染者是 10—24 岁的青少年。艾滋病在青少年群体中的盛行，已然使它成为 10—24 岁青少年的第二大非正常死因，致死率仅次于交通事故。据统计，世界上平均每分钟就会有一名儿童因艾滋病离世，全世界约有 2000 万儿童因艾滋病失去父母。

艾滋病病毒的起源

　　在人类首个艾滋病案例出现后的 20 余年里，科学家通过不懈的研究探索，终于搞清了艾滋病的起源。

　　艾滋病病毒起源于非洲，最初并不产生于人体之内，而是出现于喀麦隆黑猩猩体内。

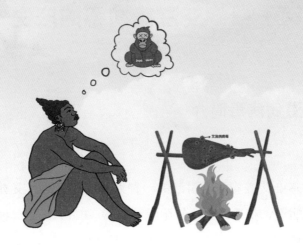

20 世纪初期，艾滋病病毒开始出现在西非土著人体内，具体是在 1920 年前后，艾滋病病毒的第一位感染者出现在非洲的金沙萨——一位来自刚果的男子，他是已知的第一位感染 HIV 病毒的患者。

关于艾滋病病毒是如何从黑猩猩身上传染至人体的，目前还存在争议，学术界有三种比较有说服力的说法。其一，非洲土著人因屠宰或食用携带有艾滋病病毒的猩猩而感染；其二，非洲土著人被携带有艾滋病病毒的大猩猩咬伤所致；其三，非洲土著人与携带有艾滋病病毒的猩猩进行不正当性行为而被感染。

不管是哪种说法，总之，艾滋病病毒由动物体内转移到了人类体内。之后一传十，十传百，大规模人群开始感染艾滋病病毒。

1960 年，随着刚果独立，艾滋病向非洲其他地区蔓延，并开始出现在美洲——最早进入美洲的艾滋病病毒是由移民带入美洲的。

随着传播范围的扩大，艾滋病感染人数的增多，艾滋病的传播更为迅猛，1967年至1976年，在不到10年的时间里，艾滋病先后从加勒比地区传播至纽约，后又进入美国旧金山和加州地区。

1980年，美国医学界在5名同性恋者身上发现一种"卡氏肺孢子虫肺炎"的疾病；不久后，又于数例同性恋者身上发现"卡波济氏肉瘤"；之后，同样的疾病也出现在了一些吸毒者群体中。此时，医学界还没有将其命名为艾滋病。

1981年6月5日，美国《发病率与死亡率》周刊发表了加利福尼亚州5例艾滋病病人的病例报告，这是世界上首次关于艾滋病的正式媒体记载。次年9月，美国疾病控制中心正式将这一疾病命名为获得性免疫综合征，英文缩写为"AIDS"，中文名为"艾滋病"。

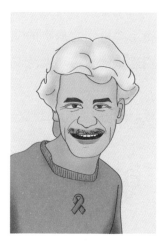

尽管美国正式命名了艾滋病，但对其致病原因并不清楚，这也就是说艾滋病病毒在当时尚未被发现。直到1983年，法国科学家从艾滋病患者体内的淋巴腺中分离出一种病毒，并把它命名为淋巴结病相关病毒，才算是真正地发现了艾滋病病毒。1986年，国际病毒命名委员会将这种病毒正式命名为人类免疫缺陷病毒，英文缩写为"HIV"，即艾滋病病毒。

从艾滋病病毒早期传播历程来看，感染过的人数不胜数，但在这众多感染者中有一人被称为"艾滋病第一人"，尽管他并不是人类艾滋病的第一个患者，但对于这个头衔他"当之无愧"。

这个人就是加拿大籍男性同性恋者、加拿大航空空中服务员 Gaetan Dugas，他被公认为"艾滋病零号病人"。

Gaetan Dugas 之所以被称为"艾滋病第一人"是因为他被科学家们推

断是将艾滋病从非洲带出来并致使艾滋病病毒传入北美洲的零号感染源。Gaetan Dugas 的私生活混乱不堪，他常常流连于美国各大城市的同志酒吧，平均每年与上百个性伴侣发生关系，他的性伴侣遍布北美洲各个地区，甚至横跨了整个美洲。

Gaetan Dugas 在得知自己被感染了艾滋病病毒之后，丝毫没有收敛自己的行为，并越发频繁地与他人发生性关系，恶性传播艾滋病。据媒体调查了解到，最初在美洲大陆发现的 248 名艾滋病患者中，至少 40 人感染此病毒与他有直接关系；在最初死于艾滋病的 19 人中，有 8 人与他存在或多或少的关联。他也因此成为艾滋病早期传播的罪魁祸首。

HIV 的生物学特性

提起艾滋病病毒，人们都会闻风丧胆。能够称得上"世纪之病"的艾滋病并不是徒有虚名，艾滋病如此"无敌"，令人们恐惧的原因还要从艾滋病病毒的生物特性说起。

① 艾滋病病毒属于 RNA 病毒，是一种逆转录病毒，繁殖能力超乎想象，同时变异速度非常快，目前发现的两个变型中共有 18 个亚型，艾滋病病毒基因组的复杂性超过已知的任何一种病毒。

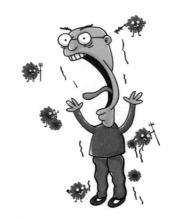

② T4 淋巴细胞在人体细胞免疫系统中有着中心调节的作用，能够促进 B 细胞产生抗体。而艾滋病病毒就是专门攻击 T4 淋巴细胞和神经细胞的病毒，它不直接作用于某一器官，而是破坏人体的免疫系统，破坏脑组织，以使机体各个

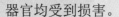

器官均受到损害。

　　3　艾滋病病毒一旦侵入机体，就会和细胞整合在一起，无法彻底消除。而人体感染病毒后所产生的抗体，起不到应有的保护作用，抗体检测为阳性只是表明艾滋病病毒已经入侵人体。

　　4　艾滋病病毒广泛存在于感染者的精液、阴道分泌物、血液、乳汁、脑脊液、伤口渗出液、有神经症状的脑组织液中，精液、阴道分泌物、血液中的病毒含量最多。相关实验表明，离体血液中的艾滋病病毒存活时间与病毒数量成正比，病毒含量高的血液在未干的情况下，即使处于室温中四天四夜，仍具有活性；且一旦遇到新鲜的淋巴细胞，可迅速复制和传播。病毒含量低的血液，自然干涸后，活性消失。

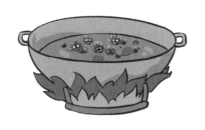

　　5　艾滋病病毒在人体外生存能力较差，抵抗力较低，不易生存，对热敏感，不耐高温。常温下可存活数小时至几天，56 摄氏度高温下，仅可存活 30 分钟。正是基于此，艾滋病病毒的传播需要特定的条件。

　　6　对多种消毒剂和去污剂敏感，但对紫外线有较强抵抗力。用 0.2% 次氯酸钠、0.1% 漂白粉、70% 乙醇、35% 异丙醇、50% 乙醚、0.3% 过氧化氢、0.5% 来苏尔消毒液处理 5 分钟就能灭活病毒。

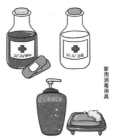

家用消毒用具

　　生活中常用的消毒方法为加热，即用煮沸或高压蒸汽消毒。也可用 70%—75% 的酒精、1%—5% 的煤酚皂溶液、20%—25% 的碘伏等家用消毒药品对家庭用品、地面、皮肤等进行消毒。

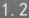

1.2 艾滋病病毒的传播途径

案例导入

李华是一名学生，一次意外情况下，他在某医疗机构输了血。毕业后李华回到了老家，打算开始新的生活。

经过几年的发展，李华所在地区的小镇也发生了变化，李华回到家后就在镇上的工厂上班。后来，通过媒人介绍，李华和小丽结为了夫妻，并于一年后生育了一个儿子。

好日子没过多久，在一次偶然的感冒中，医生建议他去做一个专门的检查，而李华被诊断出感染了艾滋病病毒。尽管李华对艾滋病不是很了解，但也或多或少知道艾滋病的厉害，瞬间觉得生活无望。更让他绝望的是，他的妻子和孩子也同样被感染了艾滋病病毒，一时间幸福的三口之家蒙上了重重的阴影。

这个简短的案例，实际上完整地包含了艾滋病病毒传播的三大途径，即经血液传播、经性传播、经母婴传播。

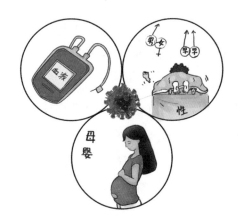

经血液传播

人体被输入含有艾滋病病毒的血液或者血液制品（包括人工授精、皮肤移植和器官移植）；

使用被艾滋病病毒污染未经消毒的针头以及注射器，进行静脉注射毒品；

与艾滋病病毒感染者共同使用其他有刺破皮肤风险的器械，经破损处传播；

通过不正当途径卖血、献血，去不正规诊所、医疗机构进行拔牙、注射药物、手术等。口腔器械、外科手术器械、接生器械、针刺治疗器具以及其他可能深入人体表皮以下，接触人体体液的医疗器具，消毒不彻底或者不消毒，无法做到一人一针一管，或者大型器械共用，都会为艾滋病病毒的传播提供机会。

日常生活中的一些行为也存在一定的风险性，但相对来说比较低。例如美容、理发、刮脸、打耳洞、文身、修脚等，与他人共用刺破皮肤或者存在刺破皮肤可能的器具，如共用牙刷、共用剃须刀、共用剪发刀、共用修脚器具、共用文身文眉针等。

此外，在护送伤员过程中，伤员的血液与救护者自身破损的皮肤接触，若伤员是艾滋病病毒感染者，救护者就有可能被感染。

经性传播

艾滋病病毒存在于感染者精液和阴道分泌物中。性行为很容易造成轻微的皮肤黏膜破损，这时候，存在于精液或者阴道分泌物中的艾滋病病毒就会通过破损处，进入人体血液，对未感染者造成感染。

不论是异性之间还是同性之间，性行为都有艾滋病病毒传播的风险。

异性性行为（阴道性行为），性器官的摩擦导致皮肤黏膜破损，病毒乘虚而入；

同性性行为（肛门性行为），主要是指男男同性行为，直肠肠壁比阴道壁更容易受伤破损，所以同性性行为的危险性更高；

口腔性行为，由于口腔黏膜或者牙龈、口腔内部破损，精液或分泌物中的大量病毒会随破损处进入血液，为艾滋病病毒进入人体提供了可乘之机；

高危性行为，是指没有保护性的性接触，包括男男同性、双性、异性、多性等行为，这是目前传染艾滋病最主要的方式。

性行为不使用安全套是感染艾滋病的大前提，而私生活混乱、嫖娼、有多个性伴侣、同性、双性性行为等都会增大艾滋病传染的概率。值得一提的是，异性性行为传播感染的概率并不是很高，大约在千分之几，而男男同性之间的传播概率比异性之间高了 10 倍以上，并且主动方和被动方的感染概率也是不同的，被动方更高一些。

此外，性行为双方存在其他性疾病或者局部存在皮肤破损、黏膜破损（肛门、直肠、生殖道、口腔、眼睛），很大程度上也会增加感染的概率。

经母婴传播

母婴传播是指感染艾滋病病毒的母亲通过怀孕、分娩、哺乳等，将艾滋病病毒传染给胎儿或婴儿。

怀孕期间，母亲的艾滋病病毒可以由母体传染到胎儿身上，这属于宫内感染；

分娩过程中，胎儿会在产道接触大量的母体体液，包括羊水、血液及其他分泌物，十分容易被感染；

哺乳期间，艾滋病病毒可通过乳汁喂养传染给婴儿。

在未采用任何预防措施的情况下，胎儿或婴儿通过母婴传播感染艾滋病病毒的比例约为三分之一。

感染艾滋病病毒的母亲在妊娠期间不采取任何防御措施如服用药物，以及在分娩时采用顺产，哺乳期间口对口或采用母乳喂养，都会大大增加胎儿或婴儿的感染概率。

1.3 艾滋病病毒传播认知误区

总的来说，艾滋病病毒是大量存在于感染者体液当中的，能够引起艾滋病病毒感染的行为是与他人发生体液交换的行为。

人体体液包括细胞外液和细胞内液，而唾液、尿液、眼泪等均不属于体液的范畴。尽管科学家已经从感染艾滋病病毒者的血液、眼泪、唾液、乳汁、尿液、脑脊液、精液等液体中分离出了艾滋病病毒，但是具有高传播性的只有血液、精液（阴道分泌物）、乳汁、伤口分泌物这几种。

由于艾滋病病毒的巨大危害性，人们对之闻风丧胆，因而也对其传播途径存在着很深的认知误区。

实际上，除了上文讲述的三大传播途径之外，日常生活中的其他接触行为是不会造成艾滋病病毒的传播的。

艾滋病传染的必要条件

第一，必须有感染源，并从感染者或者患者体内排出大量病毒。HIV的数量达到一定水平才导致感染，一般唾液、尿液、泪液中含有少量或者

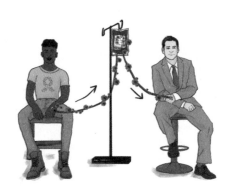

没有病毒，所以日常接触不会感染；

第二，必须经过一定的方式，艾滋病病毒才能传递给未感染者；

第三，大量病毒进入未感染者血液中，才会感染，仅仅接触带有病毒的体液不足以被感染，光滑无破损的皮肤能有效阻止 HIV 进入人体。

以下日常行为不会传染病毒

家人、邻里、同学、同事，人与人之间的正常交往不会造成感染。例如，与艾滋病病毒感染者共同进餐、共用碗筷、共同购物、使用钞票、同吃同饮、同住、同用浴池、同用坐便器、串门聊天、交谈说笑、拥抱、握手、抚摸、同校同班同桌学习、共用学习用具、共用体育用品等行为。

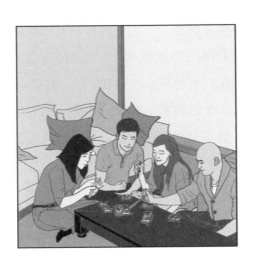

共同使用公共设施不会造成感染。例如，共同乘坐公交车、使用公共厕所、共同游泳、公共浴池、共用劳动工具等行为。

蚊虫叮咬、打喷嚏、咳嗽、干涸的血液、汗液、泪液接触等行为也不会感染艾滋病。

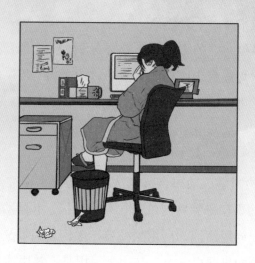

　　礼貌性接吻，口腔黏膜无破损也不会传染艾滋病。但是深吻，若有大量唾液交换且口腔黏膜有破损，有血液渗出，例如携带病毒一方患有口腔溃疡或者炎症，其创口渗出的血液或者伤口分泌物进入对方口腔，恰巧对方口腔处有破损（创伤或者咬破），则有可能导致病毒传播。

　　总之，只要没有大量的病毒（血液、精液、阴道分泌物、伤口分泌物、乳汁）进入血液里，就不会感染艾滋病，艾滋病病毒感染的几大途径的关键点在于"皮肤或黏膜破损"。

1.4　我国艾滋病流行现状

艾滋病从西非地区进入其他地区以来，其规模不断扩增，尤其在 1981 年发现艾滋病之后，其蔓延速度更是惊人，严重威胁了人类的健康和社会的发展。

撒哈拉沙漠以南的非洲地区、中美洲、东欧、南亚、加勒比等地区，艾滋病感染形势日趋严重。其中，非洲部分地区属于艾滋病病毒的始发地，情况最为严峻，而加勒比地区艾滋病感染率急速上升，紧跟其后，且趋势不减。东欧及原苏联地区的艾滋病感染形势也不容乐观，亚洲地区艾滋病感染率持续上升，全世界范围内的艾滋病感染形势着实令人担忧。

据了解，艾滋病对年轻人的侵害最大，其中心发病地带已由美国等发达国家转移至亚、非、拉等发展中国家，发达国家年轻人感染艾滋病的主要途径是吸毒，发展中国家年轻人感染艾滋病的主要途径则是混乱的性行为。

有一种观点认为，在 21 世纪，发展中国家比发达国家感染艾滋病病毒的人数更多，艾滋病病毒感染者人数在发达国家趋于稳定或略有减少，而在发展中国家却持续快速增多。

艾滋病的流行病学

① 全世界流行概况

自艾滋病病毒开始流行至 2018 年 12 月，全世界范围内已经有超过 6 000 万人感染了艾滋病病毒，死亡人数约 2 200 万人，剩余人数中有大量感染者和少量 HIV 阳性患者。近年来，全世界平均每年有将近 500 万例

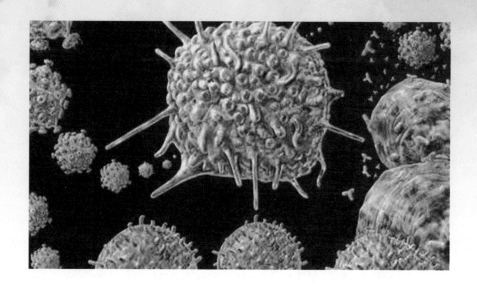

艾滋病新感染者，平均每天新增感染者为 14 000—15 000 人，每天约有 8 000 人因艾滋病而死亡。全世界各地区均有流行，但 90% 以上集中在中低收入国家，非洲地区是艾滋病重症流行地带，亚洲地区成为流行中心。有专家认为，亚洲有可能成为下一个重灾区，艾滋病感染者也由吸毒、嫖娼等高危人群向一般人群扩散。

据 2018 年联合国艾滋病规划署发布的全球艾滋病相关数据显示，至 2018 年 10 月，全球现约有 3 690 万艾滋病病毒携带者，其中约 2 170 万人在接受抗病毒治疗。仅 2017 年一年间，就有 180 万人被确诊为 HIV 阳性，即艾滋病患者。

② 传染源及易感人群

传染源：艾滋病病毒感染者及艾滋病患者是艾滋病的唯一传染源。

传播途径：经血液传播（血制品、静脉注射）、经性传播、经母婴垂直传播。关于传播途径，上一节已经详细介绍过，这里就不再赘述。

易感人群：人群普遍有感染的可能，青壮年高发。

高危人群：男男同性恋、与感染者频繁性接触者、妓女嫖客、性病患者等性关系混乱者，接触到艾滋病病毒携带者的可能性大，同时性接触又极易造成传染。

静脉吸毒者，吸毒人员可能来自不同国家地区，身份混乱，这是一大隐患。同时毒品都有免疫抑制作用，吸毒者的免疫能力会大大下降，而吸毒人员通过注射的方式将毒品注入体内，往往共用注射器和针头，且一般不会消毒。

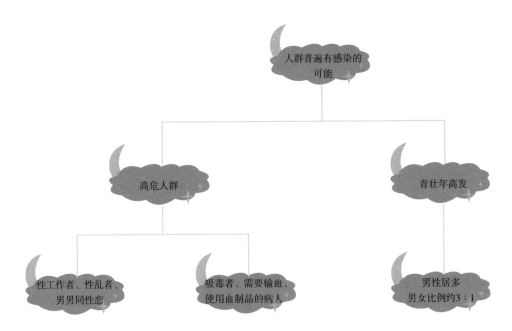

除此之外，血友病或者常输血及使用血制品的病人、感染者所生婴儿也都是高危易感人群。

③ 艾滋病迅速传播的主要原因

当今，艾滋病的迅猛发展与艾滋病病毒本身的特性相关，同时更与人们的生活观念以及生活方式的改变息息相关。正是人类生活方式的改变为艾滋病的传播提供了更多的可能。

其一，性观念的开放以及性心理的改变、男女比例的悬殊使得同性恋人数猛增，同性性行为激增，艾滋病病毒在同性恋群体中迅速传播。

其二，静脉吸毒者大量增多，尤其以发达国家为主。由各种疾病或灾难引起的输血需求者数量增加。

其三，人员的频繁流动，使得病毒携带者很可能将病毒从一个地区带至另一个地区，从一个国家带至另一个国家。

其四，一夜情、卖淫、嫖娼数量增加，性乱行为愈发不可控。

艾滋病在中国

① 艾滋病进入中国

1982 年美国疾病控制中心正式命名"艾滋病"，也是在这一年，一位血友病患者在美国一家医院输注了他人赠送的血液制品而感染了艾滋病病毒，这位血友病患者于 1985 年发现并确诊。1985 年 6 月，一位美籍阿根廷青年到中国境内旅游，之后不久开始发烧、肺部感染，随后进入协和医院的加强医疗病房进行治疗，在救助的过程中各种感染类药物均没有作用。于是，协和医院感染内科的医生为其进行了血清检测，发现 HIV 呈阳性，随后与患者私人医生联系也证实了此事。这是已知的我国境内第一个艾滋病患者，也是我国医务工作者第一次接触艾滋病。

艾滋病病毒的首次进入给中国敲响了警钟。

1987 年，在云南边境外国来滇旅游人员中发现艾滋病病毒感染者。1989 年，国外留学人员、国外劳务归来人员中有携带病毒者，同年时任北京协和医院感染内科副主任的王爱霞医师在我国大量梅毒患者病历单中检测到一份HIV阳性，而该病人已出国。几年后经过查证，该病人是一名澳大利亚艾滋病人的同性伴侣，且已出现艾滋病特征，发展成了艾滋病患者，这是我国发现的首例成年男性同性恋患者。

华人感染者的出现预示着艾滋病已经来到了中国人的身边，它不再是人们口中所说的"洋病"。

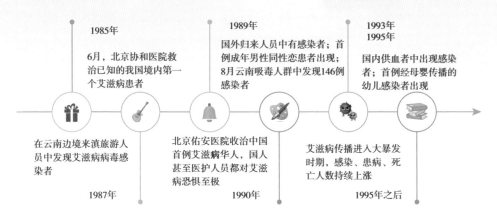

1985年
6月，北京协和医院救治已知的我国境内第一个艾滋病患者

1989年
国外归来人员中有感染者；首例成年男性同性恋患者出现；8月云南吸毒人群中发现146例感染者

1993年
1995年
国内供血者中出现感染者；首例经母婴传播的幼儿感染者出现

在云南边境来滇旅游人员中发现艾滋病病毒感染者
1987年

北京佑安医院收治中国首例艾滋病华人，国人甚至医护人员都对艾滋病恐惧至极
1990年

艾滋病传播进入大暴发时期，感染、患病、死亡人数持续上涨
1995年之后

同年，艾滋病不断发展，开始在中国本土传播。8月19日，相关人员在云南吸毒人群中发现大量HIV感染者，数量高达146例。

1990年，北京佑安医院收治中国首例艾滋病华人。该患者是一名援助非洲十年的义务工作者，回国后病情发作。当时，这名患者受到了异常歧视，单位、医护人员甚至其家人对他避之不及。进入患者病房的人员都要全副武装，防护服、口罩、手套、鞋套等一概穿戴，回家时还要经过彻底全面的消毒才敢进家门。患者病逝后，殡仪馆都不敢接收火化，可见当时人们对艾滋病的恐惧之深和传播途径的误解之深。

1993年，国内供血者中出现艾滋病病毒感染者。1995年，第一例母婴传播发生的幼儿艾滋病患者出现。

从1985年在境内出现第一个患者开始，艾滋病与中国产生了交集。

1989—1994 年是艾滋病在中国的流行扩散期。经过几年的沉淀，艾滋病病毒具备了一定的规模，于 1995 年展开了爆发性增长，艾滋病感染人数从几百例蹿升至 1 567 例，而这其中大多数是来自云南地区的吸毒人员和河南部分农村的卖血人群。

  2 艾滋病在中国的流行现状

艾滋病自进入中国以来，经历了四个发展时期。第一时期为病毒的传入期，时间是 1985 年至 1988 年，这一时期主要是病毒从国外向国内输入，主要传染源来自出境回国人员；第二时期是 1989 年至 1994 年，是艾滋病病毒播散期，主要聚集地区为云南，传播途径多为静脉注射吸毒引起的血液传播；第三时期为 1995 年至 1998 年，是艾滋病的增长期，中国有 30 个省区市发现艾滋病感染病例，其中的典型为河南省部分农村；自 2000 年以来，艾滋病进入高速发展时期，中国还有 2 个特别行政区均被艾滋病覆盖，且部分地区高度流行，其中云南是我国艾滋病病毒感染者和患者的

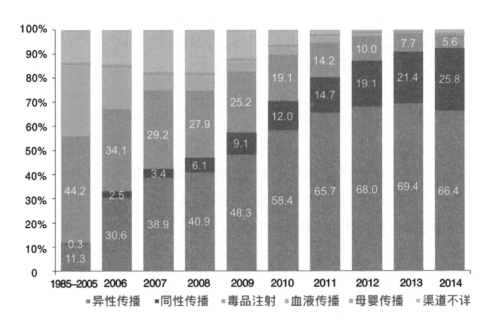

第一大省；四川、广西、河南、广东、新疆紧随其后，这六个地区的感染者和患者数量占全国累计报告数量的 80% 以上；安徽、湖北的情况也不容乐观。边境以及沿海城市由于人员流动频繁，是艾滋病的高发地。近年来，艾滋病已经呈现出由边境向内陆蔓延的趋势。

2011 年至 2017 年，几年的时间里，中国艾滋病发病数增长到了 36 744 例。2018 年是艾滋病传入中国的第 33 个年头，据有关部门统计，截至 2018 年 6 月底，中国艾滋病病毒感染者和艾滋病患者总人数已经达到 82 万人，2018 年上半年艾滋病发病病例为 27 243 例，死亡人数达到了 7 524 人。2018 年第一季度，全国报告现存活艾滋病病毒（HIV）感染者/AIDS 病人 789 617 例，报告死亡 245 498 例。其中，存活 HIV 感染者 460 551 例，AIDS 病人 329 066 例。全国 HIV 感染者和患者新增 36 628 例，当季度 HIV 感染者转化为艾滋病患者 4 201 例。当季度 HIV 感染者与患者中，感染者男女比例为 3.1 ∶ 1，既成患者男女比例为 3.9 ∶ 1。

整体上来看，中国的总体感染率不足 0.1%，远低于国际平均水平（0.8%），但这并不意味着我们可以放松警惕，艾滋病对青壮年的危害越来越大，青年学生、男男同性群体的艾滋病病毒感染成为了国家与社会关注的新问题。同时，由于诊断和治疗覆盖上与国际水平存在差距，中国还有三分之一的感染者未被发现，防艾治艾仍旧任重而道远。

③ 艾滋病在中国的流行特点

第一，艾滋病在国内各地普遍存在，但疫情地区差异较大，呈现出全国低流行，局部地区高流行的特点。疫情主要出现在人员流动大、农村及经济不发达地区，不同地区主要传播途径也有所差异。

截止到 2018 年 10 月，云南省全省现存感染者和病人 10.56 万例，位居全国第一。而四川省在 2017 年 10 月份统计的累计存活感染者与患者数量为 11.04 万人,突破 11 万人次大关,跃居全国第二,现阶段有所缓和,但与云南省仍旧不相上下,是全国艾滋病的重灾区。云南、四川、广西三个省份感染者和病人占全国 45% 以上。全国报告艾滋病病毒感染者及病人(含死亡)超过 1 万例的省份有 15 个,多分布于西南地区。青海、宁夏两地仅千余例,其他地区 2 000—8 000 例不等,其中黑龙江、辽宁等东北地区相对偏多,而河北、天津、山东等地区在 3 000—4 000 例左右。

第二,新发感染的主要途径是性传播,其比例持续增长,注射吸毒传播比例持续下降。国内艾滋病最早大规模散播是经血液传播,绝大部分是由于静脉注射吸毒,性传播所占比例并不高。但是近几年来,艾滋病的传播途径发生了很大的变化,2007 年时,性传播的比例首次超过血液传播之后,便开始愈发不可收拾。之后的几年比重持续上升,现在已经占到了 90% 以上,其中异性性传播占 68% 左右,同性性传播占比 22% 左右,注射毒品传播超过 5%,其他途径不超过 3%。

以云南省为例,其在 2012 年时,经注射吸毒传播报告病例数占当年报告数的比例为 15.6,2018 年 1—10 月新报告的感染者中,经注射吸毒传播比例为 4.2%,性传播高达 94.9%,异性传播为 89.6%,男性同性传播为 5.3%。

异性性传播的比例远远大于其他途径的原因是异性恋人群基数较大,所以感染者占总体比例也很高;而男男同性恋者仅占总人口的 1% 到 2%,其感染比例却达到所有同性恋者的 20%,可见同性性行为的传播感染概率是远远高于异性性行为的。

第三,艾滋病的高发地区异性性传播占比较大,而低发地区则同性性传播占比普遍偏高,主要是男同。这也表明艾滋病在小范围内流行时主要是由高危行为传播,而在大范围流行时就转向更普遍的异性性行为传播。

　　第四，艾滋病患者由高危人群向普通人群蔓延，在一般人群中低流行，特定人群中高流行。吸毒传播的比例降低与性传播的大幅度上升表明疫情已经从高危人群向普通人群传播，涉及各个类型的群体，因为相比于毒品，性接触的范围更广泛，也更普遍。此外，母婴传播的比例也有所增加。

　　第五，病毒感染以及患者以男性为主，每个年龄阶层均存在感染者，但还是青壮年居多，青年学生艾滋病疫情呈上升趋势。

　　从中国疾病防控局发布的历年数据以及各省份的感染情况整理来看，不管是感染者还是患者，男性占比在 75% 到 80% 之间，男女比例从 2015 年至 2018 年在 3.9 ∶ 1 左右浮动，变化幅度不大。从年龄分布来看，18—29 岁年龄组的感染人数最多，达到半数以上，其中不乏青年学生；老年组尤其是 60 岁以上男性感染艾滋病的病例报告数明显增加；15 岁以下感染者在 2012 年到 2018 年间持续减少。

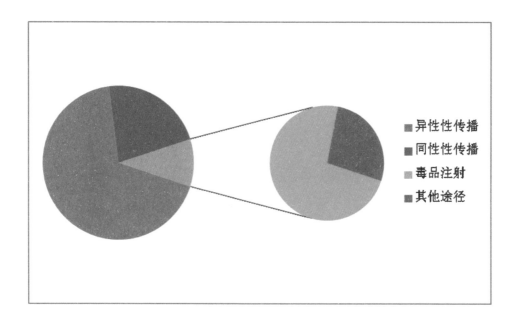

　　第六，HIV 感染者和艾滋病病人数量持续增加，艾滋病发病与死亡人数增长缓慢，新发数量保持在稳定的较低水平。从中国疾病防控局发布的历年数据整理来看，截至 2018 年 3 月 31 日，全国现存活艾滋病病毒（HIV）感染者 /AIDS 病人人数已从 2017 年的 75 万余人上升至 79 万，2017 年全年新发现 HIV 感染者 /AIDS 病人 13 万余人，2018 年第一季度就新发现 36 628 人。发病人数 2017 年全年为 57 194 人，死亡人数为 15 251 人，2018 年目前公布了上半年的数据，但从走势上看，与 2017 年相差无几。

第二章　校园里猖狂横行的艾滋病病毒

2.1　学生感染艾滋病病毒现状

2018 年 11 月前后，一张"陕西 25 所高校学生感染艾滋病的表单"在网上热传，这正是陕西省疾病预防控制中心所公布的全省感染 HIV 前 25 所学校的名单。

其中，××政法大学位居第一，为 19 例；××外国语大学紧随其后，为 18 例；随后是××外国语大学、××外事学院……简单的数字让我们触目惊心，而这样的现象又不仅仅是在陕西。陕西在全国感染艾滋病省份中的排名还算是比较靠后的，其高校尚且出现这样的情况，其他高发省份的学校又该是怎样的光景？这样的局面让我们陷入沉思：艾滋病离学校校门有多远，离学生究竟有多远？

随着艾滋病的传播速度加快，传播区域不断扩张，普通人群被传染的概率逐年增加，在校学生艾滋病疫情不可避免地呈上升趋势。一边是令人闻风丧胆的"世纪之病"，一边是"青春朝气"的学生，我们难以把两者联系在一起。我们曾经以为，艾滋病离普通的我们很遥远，离学生更遥远。而那一个个血淋淋的真实病例，那逐年上涨的数字，已然给我们当头一棒——醒醒吧！艾滋病就在你我身边，在学生的周围。

23

学生对艾滋病知识的认识现状

青年学生属于接受高等教育的群体，在艾滋病相关知识上应当有比较系统全面的认识，这样才能更好地了解艾滋病、预防艾滋病。但事实确是如此吗？经过对一些数据和高校调查的观察后，整理出青年学生对艾滋病知识的认识情况如下：

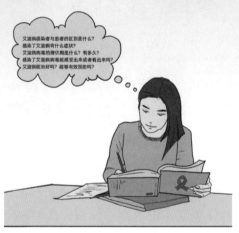

① 基本知识

在一些基础性但容易混淆的问题上，很多学生的表现差强人意。例如问道"获得性免疫缺陷综合征（AIDS）与人类免疫缺陷病毒（HIV）有区别吗？区别是什么？""艾滋病感染者与患者的区别是什么？""感染了艾滋病有什么症状？""艾滋病病毒的潜伏期是什么？有多久？""感染了艾滋病病毒能感受出来或者看出来吗？""艾滋病能治好吗？能够有效预防吗？"等一系列问题时，错误率基本在30%到50%之间，少数人能够准确而清晰地回答出来，大部分答对的学生也是含含糊糊，犹豫再三才做出选择。仅有20%左右的学生能说出艾滋病的全称，很多学生不知道艾滋病的症状以及发展阶段，他们想当然地认为，感染了艾滋病病毒就是得了艾滋病，极少数学生不知道艾滋病不能够通过治疗而治愈。

在"艾滋病的传播途径"的认识上，超过 90% 的学生知道三大传播途径，但具体细节却很少有人能够准确而全面地说出来。在艾滋病传播途径的认识误区中，很多大学生都踩了雷。例如，当问及"蚊虫叮咬能否传播艾滋病病毒时"，50% 左右的学生表示"能"。还有 45% 左右的学生认为"共用厕所、共用坐便器、共用游泳池"能够传播病毒。对于"共餐、握手、交谈"能够传染艾滋病病毒认可的学生在 20% 左右。

关于艾滋病基础知识的认识，各个地区、各个学校、不同专业、不同年龄都不相同，但大致情况就是如此。可见青年学生对艾滋病的认识情况不容乐观，大多数只停留在记忆提取中，很少主动去关注，所以容易混淆，对基本知识了解欠缺，对较为系统的知识更为缺乏。

② 相关知识

麦可思研究院公布的"2018 年在校青年学生性知识调查"显示，随机选取的受访的青年学生中有 70% 以上的大学生"谈艾变色"，20% 以上的青年学生表示自己对性知识缺乏了解。

在某高校的问卷调查中，对于性行为，50% 左右的学生赞成婚前性行为，25% 左右持反对态度，剩余部分表示无所谓。20% 左右的学生在校期间发生过性行为，2% 有过多次性行为。性行为发生时，安全套使用率不足 50%，当问及是否知道避孕套能够有效预防艾滋病时，表示肯定的人数仅占 10% 左右，大多数学生认为避孕套就是为了避免意外怀孕。

对于"一夜情""多个性伴侣"的行为，超过 80% 的学生是持反对态度的，问及原因时，大多数学生只是表示接受不了。当问及性病的产生以及性病与艾滋病的关系时，大多数学生是一脸茫然，表示自己没有关注。但是有 30% 左右的学生表示自己有过这方面的疾病。

　　在毒品的问题上，大多数学生了解毒品的种类，但不知道毒品成瘾的原因以及毒品的具体危害，甚至还有 20% 左右的学生不想了解毒品，认为自己完全没有了解的必要。有个别学生表示自己尝试过吸毒，毒品接触率男性在 1.5% 左右，女性在 0.3% 以下。在毒品与艾滋病的相关的问题上，很多人只是知道吸毒容易传播艾滋病，至于为什么，很少有人能清晰地表述。

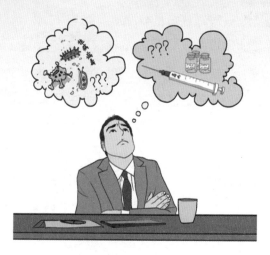

　　由此可见，青年学生对艾滋病的相关知识非常匮乏。对性方面疾病与毒品的了解程度有限导致了他们无法正确认识这两者的危害，从而无法理智地远离和防范。

　　③　防艾意识

　　从上面青年学生对艾滋病知识的了解现状，以及对性行为及毒品的认知上，我们不难发现，青年学生的性观念开放与其薄弱的防艾意识形成鲜明的对比。

　　中国疾病预防控制中心艾防中心主任、研究员韩孟杰说道："学生对艾滋病知晓率还是很高的，但他们对于艾滋病的防护意识却很差。据我们调查了解，有过性经历的学生中，安全套的使用率还不到 40%，他们还没有完全意识到安全套的真正作用，没有意识到艾滋病的威胁。还有一点就是很多学生了解防艾知识的态度很积极，但是他们认为了解这个知识的目的是去作为志愿者来帮助别人，而没有意识到这个风险同样存在于他们身上。"

现阶段，我们不能只是关注对相关知识的普及，更要加强学生的防艾意识，要进一步加大校园内的艾滋病防控力度，以便更好地让防艾知识深入每一个学生的心里。

学生感染艾滋病病毒现状

艾滋病作为"传染病之王"，蔓延迅速，年轻人作为高发群体，深受其害。近几年，中国各省份均有学生感染艾滋病的病例，并呈持续上升的趋势。学生感染艾滋病病毒的群体以大学生群体为主，而这种持续上升的势头到目前为止依旧没有得到缓解。

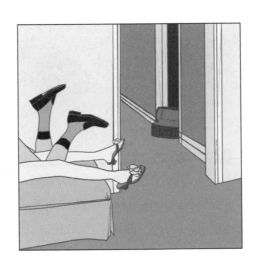

艾滋病，象牙塔，两个看似毫无联系的词却被逐月逐年高升的数字紧紧捆绑在一起。2018 年下旬，中国传媒大学校医院曾与北京市朝阳区疾病预防控制中心合作组织了一场匿名发放艾滋病检测盒的活动，而活动的结果令院方大吃一惊。

原来，院方每天在校医院的男女厕所放置 10 盒检测盒，原本以为不会有人拿的院方在一星期内共发放 25 盒，艾滋病检测盒在大学校园内竟如此受欢迎，结果还真令人吃惊。

早在 2017 年时，清华大学和北京大学等名校也进行过相同的实验；2018 年上海同济大学也安装了这样的检测包，仅 6 小时，10 余个检测包就被一抢而空，不同的学校所呈现出的情况竟空前一致。

大学校园内，艾滋病感染情况究竟如何呢？看了下面的数据，上面的结果也就不足为奇了。

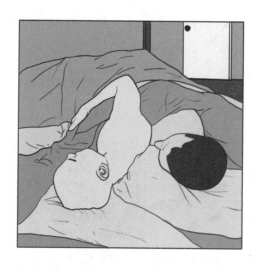

2011 年至 2015 年间，青年学生新增病例每年增长 35%，2016 年到 2018 年上升幅度有所减缓，但每年青年学生中仍有 3 000 多例新发病例。

2015 年，北京市青年学生感染艾滋病数量上升较快，各高校艾滋病感染者自 2013 年到 2015 年，每年新增 100 余例。至 2017 年 6 月底，北京市 59 所高校学生感染总数为 722 例，男性占 98%，传播途径以男男同性传播为主，比例为 86%。上海各高校新增学生感染病例为 92 例，同比增长 31.4%，88% 为男男同性传播。广东省自 2002 年至 2015 年学生累计感染人数为 630 例，北上广等经济发达地区艾滋病疫情均呈上升趋势。

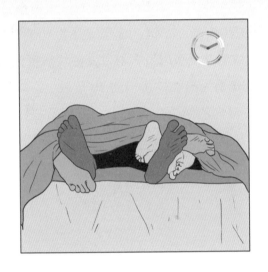

　　2017 年 4 月，《三湘都市报》报道称，高校云集的湖南省长沙市岳麓区疫情严重，艾滋病学生感染者高达 106 人。岳麓区聚集了××大学、××大学、××师范大学等高等学府，仅一个区的几所大学感染者就已过百，其中××大学学生艾滋病患者更是在近 8 年翻升了 8 倍，一孔见天，窥斑见豹，整体情况严峻程度可想而知。

　　疫情特殊的河南省，2015 年 1—10 月份共新发学生感染病例 117 例，其中男女比例为 12∶1，传播途径以同性性行为为主，占比 70%。

湖北省 2008 年至 2015 年青年学生中经同性传播的病例比例年均增幅达 48.6%，2016 年 1—9 月新增 100 例青年学生感染艾滋病病例中，80% 为在校大学生，且均为男性，八成以上为同性传播。

2018 年陕西省公布的感染 HIV 前 25 所高校中，位居首位的 ×× 政法大学感染 19 例，15 例为同性传播；×× 大学共 18 例，13 例为同性传播；×× 外国语大学 16 例中有 15 例是同性传播。

中国疾病预防控制中心在 2018 年展开的一项调查显示，2017 年全年全国高校学生感染病例达 3 077 例，这些感染者中有 81.8% 是同性性传播感染的。青年学生成为艾滋病爆发人群，艾滋病病毒传播途径主要是经性传播，其中同性性传播为异性性传播的 20 倍以上，以男男同性为主。通过吸毒直接感染艾滋病的学生数量较少，但毒品与性传播也存在一定的关联。

2.2　艾滋病病毒走进校园的原因

第五届全国艾滋病学术大会最新数据显示，截止到2018年6月，我国共发现820 756名艾滋病病毒感染者和艾滋病病人，比2017年同期增长了14%，这样的速度着实让人大吃一惊。而从最新的数据分析中，青年学生人群的感染数量更加令人担忧——2016年和2017年，每年都会有3 000多例新发病例。

"95后艾滋病人"——多么刺眼的字眼，然而它已然成为新闻的热搜标题，成为时下人们热议的重点。

曾经以为"艾滋病"离自己很遥远的青年学生们，如今也不得不面临近在咫尺的"威胁"。在这样青春美好的年纪，生命的红灯却已悄然亮起。

艾滋病病毒正气势汹汹地向人生刚刚起航的青年学生们扑来，青岛大学医学院教授、贝利马丁奖获得者张本川感慨道："青年学生感染艾滋病已经不再是一个案例，而是一种普遍的现象。"

纯净洁白的象牙塔竟成了黑暗病毒的侵略地。通常来讲，受过高等教育的青年学生思想素质高，自律能力强，本该是一个个朝气蓬勃、神采飞扬的有志青年，到底是什么样的原因导致其与这样的病毒联系在一起呢？

性观念的开放

在我国艾滋病病毒感染者和艾滋病病人的病例中，性传播的概率高达90%以上，这一现象同样存在于青年学生群体中。

从繁忙的高中生活步入比较轻松的大学生涯，处于青春期的青年学生们对恋爱产生了迫切的渴求。在这个阶段，他们的性意识由不自觉向自觉转变，对性的兴趣逐渐高昂，对性对象的选择趋向于自由。

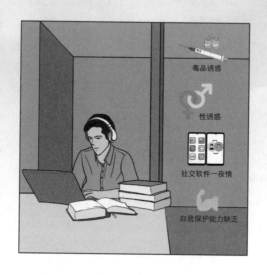

毒品诱惑

性诱惑

社交软件一夜情

自我保护能力缺乏

　　青年学生的性意识加强是正常的心理发展过程，但是由于青年人的不稳定情绪和好奇心的助长，再加上幻想、欲望、热情而不能理性对待性行为，常因不能自制而陷入旋涡中。

　　另外一方面，随着社会的发展和生活水平的提高，人们追求享乐和寻求刺激的欲望更加强烈，于是传统保守的旧思想被更加开放的观念所代替，青年学生作为接受新事物比较快的群体，观念越来越开放。

　　伴随着观念的开放和青春期的性心理特征，青年学生群体对待婚前性行为、未婚同居、校外开房的做法普遍接受，这也就导致了"性行为的泛滥成灾"，为艾滋病的传播提供了可乘之机。

容易受到诱惑

　　一般来说，青年学生自步入校园起，已接近或者已经是一名成年人，应该对一些行为产生正确的自我认知和判断。但是大多数学生都是在父母的呵护下长大的，缺乏社会阅历和实践经验，对新事物充满好奇，警惕性不高，交友不慎，同时思想单纯，容易轻信他人，极易受到引诱。

例如，少不更事的女学生被骗而失身，或者受到利益诱惑从事性工作。当然，不只女学生，男学生也存在同样的情况，被人引诱发生同性行为，或因好奇心、分辨不清而吸毒等，这样的现象层出不穷。一些狡猾且不怀好意的人，会投其所好，精准地掌握青年学生的心理需求以及对新鲜事物的好奇心，用语言及利益或者其他行为加以引诱，使得单纯的学生们一步步走入深渊。

这样的行为大大增加了青年学生与艾滋病病毒接触的概率，为艾滋病病毒走进校园提供了可乘之机。

新型毒品侵蚀校园

近几年，艾滋病病毒的传播途径主要以性传播为主，注射毒品传播的比例持续下降，但这并不代表毒品与艾滋病的联系越来越淡。据了解，新型合成毒品的滥用正在助长艾滋病病毒的传播，这不仅体现在静脉注射的直接传播，更体现在对性传播的间接诱导。

北京大学中国药物依赖性研究所教授刘志明说道："使用新型毒品感染艾滋病病毒的风险在于易诱发使用者的性冲动，增加发生性行为的可能性。"

新型合成毒品主要包括冰毒、K粉、摇头丸等。有一些毒品的包装和外形经过伪装，外观上类似普通糖果，一些学生在不是本意的情况下被不良分子蛊惑而吸食毒品。2017年《中国禁毒报告》显示，在全国250.5万名吸毒人员中，滥用合成毒品的人员中不满18岁的有2.2万人，占比

0.9%；18 岁至 35 岁有 146.4 万人，占比 58.4%。35 岁以下青少年的比例上升至近七成，吸毒人员青年化、低龄化趋势明显。

学生是年轻的群体，追求潮流，追求刺激感，对新鲜事物充满好奇，同时对毒品知识匮乏，警惕性低，很容易受到贩毒者及其他吸毒者的引诱，或认识不清而沾染上毒品。

自我保护能力不足

学生容易受到诱惑是自我保护意识不强的表现，而有时候，即使他们意识到危险、圈套、陷阱的存在，也很难从其中抽身出来，根本原因是自我保护能力不足。

2015 年进行的一项调查显示，学生身体力量呈逐年下降趋势，学生身体素质已亮起了黄牌。

尽管一直以来，国家强调"德智体美"全面发展，但是学生在学校还是以学习为主，缺乏应有的锻炼。从小学到大学，经过长达十几年的学生生涯，学生们很少接触到体力劳动，也很少主动去锻炼身体，这就造成了身体力量的不足，尤其是女学生，女性本就是弱势群体，缺乏锻炼的女学生自我保护能力更是不足。

除了身体力量方面的原因，由于学生生活阅历、生活经验较少，遇到突发情况，被性侵、被强迫吸毒或者在识破圈套之后，应变能力和自救能力弱，很难做到全身而退，往往明知是火坑，却又不得不跳。

性知识、防艾意识滞后

艾滋病相关知识，性安全相关知识，安全防范的相关知识，自救急救知识，毒品相关知识等，都是青年学生的薄弱之处。在很多学生看来，这些枯燥的书面知识并没有用处，或者对之存在抵触心理，因而很少有人会认真关注学习。这也是当代学生普遍存在的一个特点，自我意识强烈，但自我保护意识弱，法制观念薄弱。

青年学生的性观念、性心理、性行为虽然趋于开放化，可是对于性病知识的缺乏及预防能力差却十分堪忧。

在某高校进行的一场性病调查活动中，当问及对性病了解多少时，大多学生表现出窘迫害羞的状态，半数学生表示了解一点，有四分之一的学生表示一点都不了解。在处理性病的问题上，有超过半数的学生选择去看医生，但也有相当一部分选择默默忍受，另外有相当一部分的受访学生认为，"偶然的性行为不会导致怀孕。安全套仅仅是用于避孕"。当问及对艾滋病了解多少时，很多人只知道艾滋病的基本传播途径，而更详细的知识几乎没有几个人能回答正确，甚至有人认为艾滋病离自己还很遥远，没有必要去关注。

健康教育的局限性

学生对性安全知识、艾滋病知识等的匮乏，很大程度上是自身认识不足，不感兴趣，但是与家庭和学校的健康教育也有密切的关联。

首先，中国的教育本身就存在着性教育的不足，不管是家庭教育还是学校教育，对性知识、性行为、性健康方面的内容常常是避而不谈，对同性恋以及同性性行为更是讳莫如深。其实我们早就意识到越是回避越是不能解决问题，反而会激发问题的扩散。发达国家的性教育与中国有些不同，小学期间学校就会专门印刷关于性教育的画本和书籍，学生的父母也为孩子灌输正确的性知识，使孩子从小树立正确的性道德、性价值观，了解性防御的相关知识。而中国孩子并不会过早地接触这方面的知识，直到初中才可能在生物课上隐晦地讲解一点，但不能形成较为系统的知识，所以很多学生都是"性盲"。

其次，一些学校没有重视性教育和防艾教育工作。在对某些学校学生进行艾滋病调查时，大部分学生表示他们获取相关知识的途径是书籍、报纸以及互联网而非学校教育，只有 30% 左右的学生在学校学习过性病、艾滋病的基本知识。

最后，有些学校尽管组织过专门的健康教育活动，但其内容还是老一套，没有做到与时俱进，也不能达到学以致用的效果。健康教育的内容应该偏向性病、传染疾病、毒品预防以及应变能力的培养、自救手段、辨别不良分子、辨别毒品之上，要更加注重知识的实用性。

北京市疾控中心在对学生感染者的调查随访中发现，学生们普遍缺乏性与生殖健康知识，通过性行为感染艾滋病，是导致北京学生群体艾滋病比例居高不下的主要原因。鉴于此，韩孟杰认为，加强艾滋病防控知识教育、性和生殖健康知识教育至关重要，"不能让性病知识缺乏毁了孩子一生的幸福"。

社会环境的复杂性

当今国内局势大体上是稳定的，但也存在国外敌对势力和不法分子的恶意渗透和破坏。而青年学生是国家的希望，同样也是不法分子瞄准的对象。另一方面，我国是人口大国，尽管近年我国经济迅速发展，但是仍然存在学生就业压力大，失业人群逐年增多的情况，而这些事业生活不如意的人往往会成为不稳定因素。

校园看似封闭，实则是一个小型的社会，汇集了全国各地，甚至其他国家的人。学生群体也会接触到较多的社会人员，学校内部、学校外部，各种各样的人群，各种各样的事件都有可能发生，学生涉世不深，很容易上当受骗。

此外，各种社交软件的盛行，增加了学生与社会人员的联系，导致"一夜情""性乱"行为的激增。一般来说，感染艾滋病病毒的学生朋友圈、生活圈、好友圈都相对混乱。

2.3　艾滋病病毒对学生的危害

艾滋病严重侵害学生的身心健康

我们知道，艾滋病病毒的潜伏期一般平均在 7—12 年，意思就是在潜伏期间，感染艾滋病病毒的人群从外观上看是正常的，但是一旦从感染者发展为艾滋病人，其身体健康状况会迅速恶化，身体上会承受极大的痛苦，直至生命走到尽头。

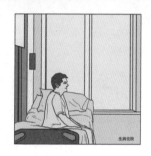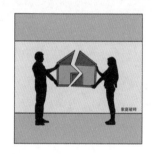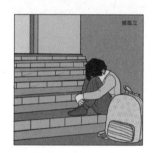

从心理上来讲，由于大多数人对艾滋病知识的匮乏以及对艾滋病的恐惧，普遍对艾滋病患者存在歧视态度。学生成为艾滋病患者，一方面由于最初的优越感会更容易在内心产生恐惧和自卑，要承受着很大的煎熬与压力；另一方面在最需要安慰和关怀的时候，很容易受到歧视和不平等对待，甚至被亲人所排斥和冷落。这巨大的落差，将会对其心理造成极大的危害。

外界的歧视有时候比艾滋病本身、比死亡本身更可怕。

艾滋病对学生的发展和家庭带来严重影响

当今，大学生在校期间结婚是被允许的，即使不是在校内结婚，其成为艾滋病患者也会对未来的爱人和后代带来疾病的威胁。此外，社会上对艾滋病人及感染者的歧视态度也会蔓延至其家人身上，父母、兄弟姐妹、爱人子女同他们一样，也要背负着沉重的心理负担。外界的压力，有时候再加上内部的一些消极情绪和矛盾，很容易引发家庭不和，导致家庭破裂。

　　青年学生是较为年轻的群体，但同时也是面临着自立、挣钱养家的群体，一旦患上艾滋病，其工作就成了一大难题，能否工作、能否找到工作都将是未知数，家庭的希望、个人的前途都将成为泡影。

学生防治艾滋病面临的问题

目前，我国高度重视青年学生的防艾治艾控艾工作，号召鼓励各学校积极开展相应的宣传教育工作，学校艾滋病的预防教育工作不仅关系到学校自身的发展与稳定，更关系到社会的安全与稳定，与国家的长治久安关系密切。随着学生感染艾滋病病毒的情况越来越多，青年学生防治艾滋病的工作也更加艰巨。那么新形势下，学校艾滋病的预防教育工作将会面临怎样的问题呢？

学生性心理健康存在的问题

性心理是指人们对"性"的客观现实的认识（性知识、性观念），情感和意志（适度的性控制）的综合反应。

当代学生在性心理发展方面呈现出新的特征，主要表现为：生理发育提前，性心理发展前置，性观念开放与性行为公开化。

常见的性心理问题包括：性体像意识困扰、性冲动、性幻想、性梦等性意识困扰，性行为包括婚前性行为、性自慰、边缘性行为的困扰，还有性取向、性变态、性思想极端等问题。

性体像意识困扰表现在学生不能正确客观地认识自己的身体和第二性征而带来的困扰，由此引发更多的潜在问题。例如，女生对形体胖瘦、乳房发育、身材、五官长相等不满；男性对自己的身高、生殖器不满，感到害羞、苦恼甚至不自信，进而引发更严重的心理问题，并最终有可能通过极端行为发泄出来，如频繁的性行为、骚扰他人、自暴自弃等。

学生性意识的觉醒是正常的，性幻想、异性性吸引等都是常见的性心理活动。性行为是一种正常的心理、生理需求，但其同样受到法律与伦理道德的制约，青年学生无法在道德与法律的要求下以婚姻的形式获得性满足。所以手淫成为常见的发泄手段之一，而婚前性行为也逐渐被接受，但生理上的隐忍和心理上的压力是一直存在的，常手淫学生中有 70% 左右存在自卑心理，而自卑心理增长到一定程度将会是一大隐患。

在性取向的问题上，每个人都应是自由的，同性恋也应是被社会所接纳的恋爱方式，与道德无关。但是现实中的人们对同性恋的接受度并不高，尽管很多人表示对同性恋不歧视，但真正做到的并不多，这也从侧面反映了同性恋群体生存环境的恶劣。同性恋者要忍受歧视和异样的目光，最终导致一些人性情扭曲。

性变态心理分为两种，即隐匿性性变态和攻击性性变态。

隐匿性性变态是指对异性仅有有限接触的愿望和行为，又可看作是获得性满足，对他人的危害较小，但会触及社会伦理、触犯法律。主要包括露阴癖、窥阴癖、摩擦癖、恋物癖，大多存在于男性中，尤其以自卑心理、性情内敛、沉默内向者居多。产生因素包括黄色录像、杂志诱导，对异性接触的渴望与害怕的内心矛盾和心理失衡，性格内向，对异性交往深感不足，缺乏有效的性教育途径而引发的对性解剖和性生理的无知，过量滥用毒品诱发性行为等。

攻击性性变态是指通过攻击他人的性行为来满足自己的性欲望，并在这一过程中宣泄自己攻击欲和敌意。这种行为是严重违反社会伦理和触犯法律的，包括施虐受虐狂、恋童癖、强奸、淫乐、乱伦、色情狂等变态行为。目前社会上类似的情况很多，学生或是受害者也有可能是施暴者。这种类型的群体常常有极度的心理扭曲、自我否定、对他人充满敌意，或者有人格上的缺陷和性发展上的畸变。

青年学生性心理健康存在的问题不管是小还是大，都要重视起来，因为一个小问题的忽视有可能导致大问题的产生。常见的性意识、性冲动、性行为困扰有可能发展为性变态，更有可能成为艾滋病性传播的助力因素。

还有，一些学生将性行为作为换取利益的一种手段，性价值观的扭曲和对性错误的认知也将带来严重的心理问题。同时性需求的强烈和性道德的淡薄，导致婚前性行为混乱，流产堕胎、意外怀孕现象日益增加，从而导致性病如各种炎症、传染性疾病的传播等问题也更加严重。

学生群体中的恶意传播问题

肯尼亚一名女学生在得知自己感染艾滋病后，展开疯狂的报复计划，故意将病毒传染给其他人，仅3个月的时间就感染了324人，其中156人是学生，被捕后还扬言要再睡2 000人。

不仅仅是国外，在国内高校也同样存在这样的恶性事件。

2018年11月初，新浪微博上的一个话题引起人们的广泛关注和热议，话题起源于一位网友贴出的帖子："艾滋病渣男炫耀又感染一名大二女生"。该网帖中显示，标题中的艾滋病渣男是一名为"动物无常"的艾滋病患者，其在自己的社交平台上炫耀称：成功将艾滋病病毒又传染给一大二女生，这次不中，天理难容。

另一则网友发出来的与自己"艾滋病"朋友的微信聊天记录中，他问那位朋友一年与多少个小姑娘发生关系，为什么不去治疗而选择这么做时，其朋友轻描淡写地说自己一年与40多个年轻姑娘发生性关系，还曾间接传染给自己的兄弟。原因是自己已经是中期，不可能治好，况且自己也是被害的，能拉一个垫背的就拉一个，只有拉更多的人下水他才会得到一丝安宁，要怪就怪那些小姑娘太好骗，容易哄上床。

虽然内容的真实性有待考证，但这样的言论着实让人毛骨悚然，细思极恐。

另一则在网上疯传的小视频中，一女大学生仅裹一条浴巾蹲在酒店的墙边，捶墙大哭。原因是一男子与她发生性关系后，告诉她自己是艾滋病患者，女孩不信下床追问，男子仍旧笑呵呵地告诉她自己就是故意传染给她的。女孩听后崩溃不已，靠在墙边捶胸顿足，泣不成声，隔着屏幕都能感受到女孩的绝望。

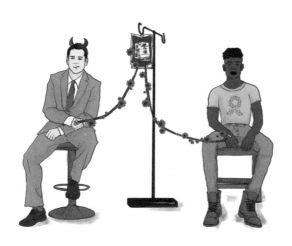

这样的例子不是个别的，虽然恶意传播艾滋病是触犯法律要负刑事责任的，但学生群体中恶意传播艾滋病的事件常有发生，而这不得不算是防艾控艾道路上的一大阻碍。当前，国家对于艾滋病感染者或患者的隐私是绝对保密的，但在恶意传播问题的萦绕下，隐私保密也存在争议，但即使将患艾滋病的学生信息公开，也依旧不能解决问题。

其一，就是学生对待艾滋病患者的态度问题。学生对于艾滋病病人的态度是怎样的呢？根据各大媒体报道可知，学生对待艾滋病患者是持宽容态度的，普遍认为艾滋病患者需要关爱，值得同情。相关调查显示，有80%以上的学生认为艾滋病感染者及患者值得同情，应该得到社会的支持和关怀，而自己本身也愿意帮助他们，还有70%的学生认为艾滋病患者的身份信息应该得到保密。

但实际上，态度是一回事，做法又是一回事。大多数学生认为艾滋病患者要承受身体和心理上的双重折磨，值得同情和关心，但前提是"政府和社会关怀艾滋病患者，离我远一点"。学生无法做到去关爱艾滋病患者，这也是目前中国很多人的真实写照。当身边真的出现了艾滋病患者时，他们的想法就是离他远一点，让他退学，不想和他一起学习。而艾滋病患者也会因此在学习和生活中备受歧视和折磨，最终无法行使和享受自己的正当权益，可能做出极端行为来报复社会。

其二，就是学生群体中艾滋病的恶意传播问题并不只是身份为学生的患者所导致的，也有很多社会人士。他们得知自己患上艾滋病之后，极度消极而绝望，最终产生以传染给他人来缓解自己内心痛苦的想法和做法，而学生群体正是比较好的目标。学生更加单纯，好奇心强，容易受到诱惑而上当受骗。

只公开患艾滋病学生的名单是不公平的，同时也无法从根本上解决恶意传播的问题。如果全社会的艾滋病人信息公开，将引起更大的混乱，显然不可行。

宣传教育工作面临的问题

校园内有关艾滋病的宣传教育工作，应当积极展开，呼吁每一个学生参与其中。但是近年来艾滋病宣传教育工作一直面临着各种各样的问题。

首先是部分院校与相关部门不够重视的问题。据了解，我国大多数院校都开始组织这方面的活动，重点院校、一本院校以及疫情高发地区的院校及当地的有关部门都十分重视，但是部分二本院校中，尤其是在疫情不严重的地区，宣传教育工作并未得到重视，甚至有的学生都不知道"世界艾滋病日"。实际上，一些二本院校大学生恋爱比例更大，由于管理不够严密，学生夜不归宿的问题常有发生，学校更应该将艾滋病预防、性病预防的宣传教育工作落实到位。

其次是师资力量和内容与形式的问题。高等院校专门从事艾滋病教育的教师很少或者没有，往往都是一些中途转行或者相关学科的老师临时加工，进行片面地讲解，教学内容过分保守，性知识以及"同性恋"教育缺失，某些重要的内容老师自己都羞于说出口。在教学形式上，很多学校会采取讲座的形式，只注重知识宣传，过于单一和枯燥，学生学习积极性低，参与感弱；还有一些院校过于注重形式的趣味性和多样性而忽略了活动宣传的本质，同样达不到目的。此外，有部分学生不愿参与艾滋病的宣传教育活动，这就导致受教育的永远只是一部分学生。

再次就是艾滋病宣传时的氛围问题，一些学校在进行这方面的宣传教育时，把重点放在艾滋病的残酷性和危害性，营造出可怕的氛围，这样会增强学生的"恐艾"心理，而对"防艾"并没有帮助。但是，如果不对艾滋病的危害进行宣传，就没有办法引起学生的重视，艾滋病教育的开展会受到阻碍，这是目前宣传教育活动的一大悖论。

最后就是学生对艾滋病知识的掌握与自己对待艾滋病的态度、行动不能同步的问题。学生对艾滋病相关知识的良好掌握有时候并不能形成正确的态度和行为，也就是说不能做到学以致用或者说不会把学到的知识有意识地用以调整自己的态度和规范自己的行为，艾滋病知识的掌握与态度和行为不能同步提升。这一方面与学生的心理和学习特点相关，另一方面还由于学校宣传的内容过于表面化，不够深入。

第三章 艾滋病的预防

学生艾滋病的预防知识不仅仅涉及艾滋病本身，还囊括了与之相关的性、毒品方面的知识。预防艾滋病首先要学习基本知识，从根本上了解艾滋病的方方面面，从而自觉地形成简单的预防知识框架。现阶段的学生在预防和抵制艾滋病的过程中出现的一大问题就是知识、态度、行为不能同步提升，学校教育不能一味地单方面灌输，应该引导学生在学习知识的过程中，形成自我认知，从意识、观念上将预防艾滋病真正地重视起来。

学生性健康与性教育

一、性生理与心理教育

性生理主要是对青春期大学生身体上产生的一些变化的讲解，帮助学生了解自己的第二性征，以及正确认识自己的性体像。第一性征和第二性征分别是什么，乳房、生殖器的发育问题，女生为什么会有月经，男孩梦遗、分泌精液、早泄等现象的解读，然后就是对自己身体的正确认识，包括身高、体型以及第二性征。用科学的性知识打破性的神秘感，让他们以积极的态度迎接生理上的突变，而不是求而不解或者选择其他渠道去获取信息，那样就很容易"误入歧途"，因为网上或者其他途径的信息没有经过筛选，良莠不齐，很容易产生错误的引导。

要在性生理教育的基础上对学生进行性心理健康教育。随着身体的发育和变化，学生的心理也会随之产生变化，情绪上有所波动。性心理健康教育就是要使学生们知道这些变化，消除不必要的恐惧、焦虑、自卑、自责、自罪感，积极地认同性别角色，向健康健全的人格发展，同时要教授科学调节心理和情绪的方法，使学生能够进行自我调节，出现问题能及时阻断，防止和矫正各种偏执、病态人格，预防心理疾病的产生。

二、性道德与性伦理教育

"伦"是指人与人之间的关系，"理"是指道理和规范。儒家有五伦，主张君臣有义、父子有亲、夫妇有别、长幼有序、朋友有信。伦理是指处理人与人之间的关系所遵循的道理。性伦理就是指人类在处理性关系时所应遵循的规范和道理。

道德是调整人与社会之间、人与人之间关系规范的总和。性道德是调整两性关系的道德准则和行为规范。

性伦理与性道德教育是针对学生在两性方面的行为规范和准则教育。性伦理教育是性教育中不可或缺的一环，通过这方面的教育，可以培养学生正确的恋爱观和性价值观。

青年阶段的学生容易产生情感上的需求和波动，恋爱是青年学生群体中普遍存在的现象，但是这一过程中，如何处理两性关系，如何正确并适当地处理与性有关的问题，如何正确看待性在生活以及社会中的位置，如何把握性意识、性行为的尺度，如何规范自己在性方面的行为等，这些问题对性意识萌动且易产生冲动行为的青年学生来说是一门不可或缺的必修课。

依托于清晰、明确的性伦理与性道德教育，可以规范青年学生在性方面的情感和行动，尊重他人的身体隐私，从而避免一些不良行为的发生。

三、性行为与性安全教育

近年来，社会上女童、少女被性侵的事件常有发生，甚至于男童、少年遭性侵的比例也逐年攀升，这不禁让人发出"这世道是怎么了？"的感慨。追根究底，事件发生的根本原因就是性教育缺失以及被侵犯者的心智不成熟。

客观来讲，青年学生与这些少年甚至儿童相比，心智趋于成熟，对性方面的了解也更多一点，读书期间的性行为更多是出于自愿，但实际上，学生被性侵的事件也不在少数，受害者不仅有女学生，男学生被迫发生性行为也不再罕见。此外，青年学生意外怀孕、流产、堕胎、患性病，甚至患艾滋病等现象也越来越多，性行为、性安全、防性侵害教育势在必行。

性行为健康包括两个方面即性卫生与性安全，性卫生主要是要告诉学生们注意隐私部位的清洁，如何清洗，预感得了性病应当到正规大医院进行检查，适当表达自己的性欲望，不强迫性伴侣，不看和少看成人片等。性安全是指如何避孕以及预防性疾病，一般情况下主张使用避孕套，尤其男男性行为，其他避孕措施不提倡，紧急或者特殊情况可以破例。如意外怀孕，千万不要因为各种原因而不告诉家人，一定要跟自己亲密的人商量，然后到正规医院进行检查，接受医生的建议，切忌拖延和自行处理——学生寝室（厕所）产子就是血淋淋的教训。

防止性侵害教育首先要让学生对实施性侵的人群有正确的认识，从而可以识别，有效避免。

对于女学生而言，要留意那些容易被犯罪分子盯上的时间和场所，例如衣着较少的夏天、夜间、电影院、游泳馆、偏僻的胡同、小路、公园、狭小的空间，例如电梯、拥堵的公交车上等僻静、光线昏暗以及拥挤之处。

对于男学生而言，慎重交友、收敛好奇心是重中之重。男男同性性行为是校园艾滋病传播的主要方式，因此男学生更要注意自己的心理和行为。校园里很多男生不是同性恋，但由于好奇、冲动或被迫而发生同性性行为，从而增加了感染疾病的概率。我们不应该对同性恋持偏见，但为了我们自己，也为了父母与社会，应该对同性性行为保持慎重态度。

出行尽量结伴，不去偏僻人少的地方，出远门及时告知父母和朋友车辆信息、随时报告自己的位置，不搭陌生人车辆，保持警惕，遇到挑逗严厉呵斥，受到侵犯大声呼救或依据实际情况与坏人周旋。

正当防卫：喊、扯、抓、撕、踢、咬。遇到坏人手拿凶器，要冷静下来，假意配合，再寻机求助，不要惹恼对方。若反抗不利，犯罪既遂，也要报警以便将坏人绳之以法，不要为了面子而忍气吞声，这类型的事件公安机关和法院以及知情人会为当事人保密。

学生毒品预防教育知识普及

校园毒品预防教育工作是我国禁毒工作的基础工程。学校应当充分发挥校园教育在毒品预防教育中的重要作用，加强毒品预防教育力度，使广大学生充分认识到毒品的直接危害和间接危害，增强防毒和拒毒意识，从而有意识地、理性地远离毒品。

多方数据显示，学生对毒品的认识是肤浅的，只是知道几种流行毒品。学生是祖国的未来，但同时也是新型毒品的"易感人群"，要加强对他们的毒品预防知识教育。

一、什么是毒品

1. 认识毒品。

毒品是什么呢？《中华人民共和国刑法》第三百五十七条规定，海洛因、鸦片、冰毒（甲基苯丙胺）、大麻、吗啡、可卡因以及国家规定管制的其他能够使人形成瘾癖的麻醉药品和精神药品均称为毒品。

毒品的种类有很多，可以分为不同的类型。当今，对大学生群体威胁以及诱惑较大的还是新型的合成毒品，所以在这里我们就分传统毒品和新型毒品来对毒品进行了解。

传统毒品是指鸦片、海洛因（白面）、大麻、吗啡、可卡因等阿片类型的毒品，在 20 世纪早期比较流行；新型毒品是相对于鸦片等传统毒品而言的，从 20 世纪末、21 世纪初在中国开始流行，主要包含摇头丸、冰毒等化学合成的兴奋剂、致幻剂类毒品，能够直接作用于人的中枢神经，使人兴奋、产生幻觉，连续使用会上瘾。

毒品的吸食方式主要有鼻吸、烫吸、烟吸、口服、注射（皮下注射、肌肉注射和静脉注射）等五种方式。新型毒品与传统毒品的区别不仅仅在于时间和成分上，更在于人们对它们的认知上。由于新型毒品在吸食后才会出现一系列精神症状，有的还十分善于"伪装"，所以有近七成的吸毒者不认为或不知道新型毒品是"毒"，尤其是年轻人还将其当作是一种时尚、前沿的生活方式。有的毒品会引起人的性兴奋，或造成机体快速消瘦，因此还有人将其当作"伟哥""减肥药"来使用。

2. 几种常见的毒品形态。

海洛因：又称白面、白粉，为白色柱状结晶或者结晶性粉末，致死量为 0.12—0.15 克，被世界各国列为"头号毒品"。滥用方式为鼻吸、烟吸、皮下注射、静脉注射。海洛因毒性大，成瘾快，长期吸食的人身体消瘦、眼神呆滞，须忍受极大的痛苦，免疫功能逐渐消失直至死亡。

吗啡：纯品为白色结晶或者白色结晶粉末，常见的吗啡类毒品有吗啡碱和粗制吗啡。吗啡碱又称黄皮、黄砒，从鸦片中提取而来，吗啡含量在60%—70%，呈浅咖啡色颗粒状，有鸦片的香甜气味。粗制吗啡又称"1号海洛因"，颜色有深褐色、米色、白色，形态为块状或粉末。吗啡片在医学上是合法生产的麻醉药品，呈米色或黄色片状。吗啡的滥用剂量为一般治疗剂量的20—200倍，长期滥用者精神不振、记忆衰退，可引发精神失常、肝炎，严重者因呼吸衰竭而亡。

可卡因：化学名为苯甲基芽子碱，是一种从古柯树叶中提取的生物碱，纯品为无色、白色薄片晶体或粉末，无臭，味苦，食用时舌头有麻感和辣痛感。滥用方式为鼻吸、烫吸、静脉注射。滥用者会逐渐发生偏执精神障碍，最终导致精神衰退。

冰毒：化学名为甲基苯丙胺、去氧麻黄碱，为无色透明的结晶体，形似冰，故得名"冰毒"。滥用方式为烫吸、口服、鼻吸、静脉注射，少量使用者会出现精神振奋、思维活跃、无疲劳感；长期使用后会造成慢性中毒，静脉注射滥用者会引起各种感染合并症，如败血症、艾滋病、肝炎；严重者会出现幻觉，产生暴力倾向，过量使用会导致急性中毒，危及生命。

麻古：又称麻谷、麻果，内含甲基苯丙胺、咖啡因、乙基香兰素，颜色多为暗红，也有鲜红、黑色、绿色、棕色、橙色等，多为片剂。滥用症状与冰毒类似。

摇头丸：主要成分也是冰毒，贩毒者为了迷惑、方便吸毒者吸食，将其制成各种颜色、规格的片剂、丸剂，若对毒品认识不清极有可能沾染上。服用摇头丸会产生嗜舞、摇头扭腰、性冲动、幻觉、暴力等倾向，做出不知羞耻、不道德的行为。滥用方式为鼻吸、口服、静脉注射。

K粉：化学名氯胺酮，纯品为白色粉末。市面上出现的是其盐酸类化合物，为白色结晶粉末，无味。滥用方式主要为口服，也有静脉注射、肌肉注射等，常溶入酒水饮料中服用，因此，很多人会在不知情的情况下沾染该毒品。

开心水：含有K粉，一般混有冰毒、氯胺酮、苯丙胺等毒品成分的一种或几种，不固定，是一种无色、无味、透明的液态毒品，会引起人精神错乱，产生种种幻觉。

神仙水：一般是指γ-羟丁酸、γ-丁内酯、1,4-丁二醇。神仙水与3,4-亚甲二氧基甲基苯丙胺、氯胺酮并称三大迷奸药。将其掺入酒精饮用，低剂量可引起人体情绪热烈、性冲动、欣快感，高剂量引起恶心呕吐、产生幻觉等，过量会导致神志不清、抽搐、呼吸抑制等，严重可窒息而死。

浴盐：被称为"丧尸药""僵尸药"，外形与海盐类似，是一种以甲卡西酮为主要成分的毒品，是冰毒的远房亲戚，长期吸食会出现幻想、妄想，行动如僵尸，认为自己无所不能，从而失去控制，具有暴力攻击性，国外发生的多起"啃脸"事件均与之相关。

其他迷惑性、伪装性较强的毒品有止咳水、安眠酮、"阿拉伯茶"，长期服用会产生依赖性，导致精神疾病，大量服用则会中毒；"奶茶"，以咖啡包、奶茶包、茶叶包等包装作为掩饰，混入大量冰毒、K粉等毒品，成瘾快，毒性大；"跳跳糖"，是指将毒品伪装成跳跳糖的样子，从而使不知情者、警惕性不高的年轻人吸食上瘾；"干花"，外观与香草、花茶无异，可染成不同的色彩，轻轻一闻，不知不觉就会上瘾，人们很容易上当受骗。

新型毒品往往打着"酷""娱乐""时尚""刺激"的招牌来引诱未吸食者。常存在的地方包括浴池、酒吧、会所、歌舞厅、KTV等大型娱乐场所，在这里它们被称为"夜场幽灵"。大多新型毒品的吸食方式都比较隐秘，混入酒水中即可，出入这些场所的年轻人非常容易被俘虏和诱惑。

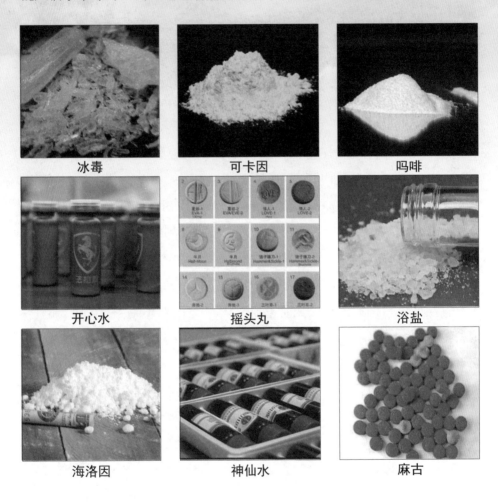

冰毒	可卡因	吗啡
开心水	摇头丸	浴盐
海洛因	神仙水	麻古

二、毒品的危害

1.毒品损害健康，危及自己和他人生命。

吸毒会破坏人体各系统的平衡，引起消化、循环、呼吸、神经各系统

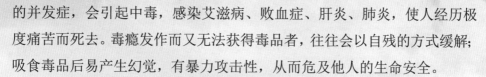

的并发症，会引起中毒，感染艾滋病、败血症、肝炎、肺炎，使人经历极度痛苦而死去。毒瘾发作而又无法获得毒品者，往往会以自残的方式缓解；吸食毒品后易产生幻觉，有暴力攻击性，从而危及他人的生命安全。

大学生染上毒品，身体健康、学业前途都很有可能毁于一旦。

2. 毒品破坏家庭和谐，导致家破人亡。

人染上毒瘾，在毒品的作用下，性情大变，为吸食购买毒品而不惜花掉家产，或者采用不正当的方式获取金钱，如偷、抢，更有甚者会故意拉自己家人下水，最终会引发一系列的家庭矛盾，甚至走到家破人亡的境地。大学生染上毒瘾对其家庭更是毁灭性的打击。

3. 毒品破坏社会风气和公共秩序。

沾染上毒品，一旦毒瘾发作就会非常痛苦，因此，一些吸毒者会为了得到毒品，为了钱铤而走险，去抢劫、盗窃、杀人等，或者通过各种渠道去贩卖毒品，诱骗他人吸毒，这样的行为严重扰乱了社会秩序，对社会造成严重危害。

三、毒品与艾滋病

近年来，新型毒品在我国逐渐流行，几近蔓延，同时艾滋病疫情也呈上升趋势。毒品、恐怖主义、艾滋病被称为当今世界的三大公害，毒品尤其是新型毒品与艾滋病、性传播疾病密切相关。

1. 静脉注射加大艾滋病的传播。

静脉注射毒品是艾滋病传播的一大途径，毒品能使人免疫力降低，这是众所周知的。艾滋病进入中国初期阶段就是在吸毒人员中流行，随后传播开来。静脉注射吸毒传播艾滋病病毒速度快、范围广。虽然近几年这种传播方式比例有所下降，但依旧是艾滋病病毒传播的主要途径之一。

静脉注射吸毒传播艾滋病的比例下降的原因是新型毒品的流行，新型毒品的吸入方式较为隐秘，一般为鼻吸和口服，静脉注射较少；另一方面，是由于吸毒人员性行为的不可控性，增加了性传播的比例，所以相对来说，静脉注射吸毒这种方式占比就减少了。

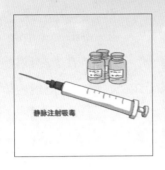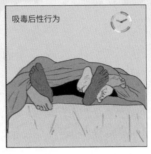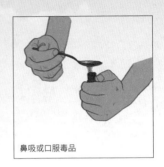

2. "以淫养毒"扩展艾滋病传播。

很多吸毒成瘾者为赚取钱财购买毒品而参与卖淫嫖娼，或者一些性工作者被引诱或强迫吸毒，而这其中的很多人都可能是艾滋病感染者，这也是艾滋病病毒从高危人群向一般人群扩散的主要渠道。以淫养毒者以女性居多，占比 95% 以上，且女性吸毒共用注射器的比例较高，这也决定了她们感染艾滋病的概率更大。

3. "吸毒性乱"助长艾滋病传播。

人吸食冰毒、摇头丸后，短时间内机体亢奋、精力体力脑力大大增强，易产生幻觉，性欲高度亢奋，因此吸毒人群中多发生同性肛交、交换性伴侣、不使用安全套、多性乱交、性乱等艾滋病传播的高危行为，男性吸毒者还会与性工作者发生关系，这一系列的行为都为艾滋病的广泛传播提供了机会，性传播的比例逐年上升与之脱不了干系。

艾滋病健康教育知识普及

艾滋病不仅是个人问题，更是社会问题，也是全球性的疾病。艾滋病威胁着每一个人和每一个家庭，病毒离我们并不遥远，预防艾滋病是全社会的责任。

艾滋病是一种严重的传染疾病，病死率极高，目前还没有能够有效治愈的药物和疫苗，但可以预防。

艾滋病的传播途径主要包括性传播、血液传播、母婴传播。与艾滋病人以及感染者同饮同吃同住，共用马桶浴池等不会传染艾滋病。

目前，中国新发艾滋病的传播方式主要是性传播，且比例逐年攀升。感染者及患者中以男性居多，男男同性性行为比异性性行为感染率高出 10 倍以上，校园艾滋病传播方式以男男同性性行为为主。

与艾滋病病人以及感染者正常交往，日常接触，工作接触包括握手、拥抱、交谈说话等均不会感染艾滋病。

预防经性传播的根本措施就是洁身自好，遵守性伦理、性道德规范，不发生婚前性行为。

安全套不仅能避孕还能减少感染艾滋病、性病的风险，因此性行为中正确使用安全套至关重要。感染性病会大大增加艾滋病的感染风险，若感染了性病不要因羞愧或不在意而置之不理，应该尽早到医院诊断治疗。

共用注射器吸毒是艾滋病的主要传播途径之一，吸食毒品容易引起性乱，增强传染概率，因此要远离毒品，拒绝毒品。此外，还要避免不必要的输血和注射，使用经艾滋病病毒抗体检测的血液和血制品，到正规大医院就诊。

吸食新型毒品或者醉酒、服用助性药更容易引起性乱，增加性途径感染艾滋病的风险。

关爱、帮助、不歧视艾滋病病人和感染者是预防和控制艾滋病的主要内容。

学生预防艾滋病的要点：

充分了解艾滋病：学习艾滋病的各方面知识，把握艾滋病的传染特点和预防知识。

拥有健全的性心理：表现在不过分因身体变化而深感焦虑，积极认同自己的性别角色；无须对身体的第二性征发育而担忧，要顺其自然；降低对黄色小说和影片的观看欲望，通过正当渠道学习性知识；与异性的正常交往不必紧张和害怕，满足与异性交往的需求。

女生无须为胸部小而烦恼，乳房的大小、发育或早或晚会因个人体质或其他因素影响而不同，且乳房大小与性敏感和哺乳能力无关，所以不必过分担心。

男生也无须为性功能、形体而烦恼，性梦、性冲动、性勃起不会阻碍性功能的发展，节制性的手淫也不会患性疾病，这些担忧都是多余的。

树立健康的性观念：健康的性观念表现为避免婚前性行为、节制性欲、合理地适当地释放性欲、不强迫他人，正确使用安全套，忠于性伴侣、不乱性、避免婚外情。

养成良好的生活习惯：早睡早起、营养均衡、锻炼身体提高自身免疫力、不吸烟不酗酒、珍爱生命拒绝毒品、常清洗保持隐私部位的清洁、生病及时就医、抽血拔牙等去正规医院和机构、少文身、少打耳洞等。

保持积极向上的生活态度：乐观向上、合理发泄情绪、客观看待生活中的人和事、保持平稳心态、远离诱惑等。

　　提高自身警惕性和自救能力：对陌生人保持警惕性、不单独跟陌生人见面、不去陌生偏僻场所、谨慎交友、保持朋友圈的"清晰整洁"、及时与父母朋友沟通、多学习自救知识并勤加练习等。

3.2 与艾滋病有关的性传播疾病

性病是指病毒感染引起的一种隐私部位的传染疾病。在现在这个欲望膨胀的时代，大多数年轻人由于好奇、冲动、诱惑等因素，大大提前了性生活发生的时间，再加上机体的某些部位发育并不完全，性卫生不到位，不使用安全套，性病产生的概率就会增加。

根据世界卫生组织的规定，凡是通过性接触而传播的疾病均称为性病。所以说性病的范围很广，但是不同的国家根据其国情对性病有一定的划分。在中国，性病一般是指梅毒、淋病、非淋、生殖器疱疹、性病性淋巴肉芽肿等经典性疾病。艾滋病也属于性病的范畴，但艾滋病与普通的性病既存在密切联系，又有本质上的区别。

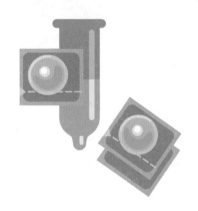

几种常见的性传播疾病

梅毒：是最为典型的性病，中国改革开放早期这种性病就十分流行。由梅毒螺旋体引起，病程漫长，由生殖器病变逐渐蔓延至全身器官，若能抓住重点，梅毒的治愈并不难，但其所表现出来的症状跟多种皮肤病相像，为诊断带来了极大的干扰，而其早期也只能通过血液检测进行无症状筛选来检验是否感染，大多数人因无症状或因症状自行消失而置之不理，从而延误了最佳诊断时机，严重时再就诊，痊愈的病例少之又少。

梅毒按其发展和严重程度分为三期。

一期梅毒的典型特征为硬下疳（螺旋体进入人体形成的局部溃疡），主要出现于男女外生殖器官。三个主要特点为：不疼，触之有软骨硬度，基底清洁。抓住这三个特点，硬下疳很容易诊断出来。一期梅毒不经治疗，硬下疳的症状也可以自行消失，但梅毒却没有痊愈。梅毒螺旋体正在通过血液传至全身，6至8周之后，梅毒二期就会随之而来，新的症状也会出现。

梅毒二期并无特异特征，皮肤有多种皮疹，尤其以肛门周围扁平湿疣和手足上的斑疹最为突出，全身各个器官均有症状出现。扁平湿疣扁平状潮湿疣体，皮疹则为钱币大小的红斑。同一期梅毒一样，二期梅毒症状也会自行消失，一段时间后进入梅毒三期。

梅毒三期危害很大，会引起神经、眼、骨等疾病，甚至还会引起心脏病。

淋病与非淋：淋病由淋球菌引起，潜伏期在3到5天，多表现为尿痛，发展至后期可能会出现全身症状，尿道分泌物呈脓状，分泌量多。非淋是由非淋球菌引起的，潜伏期为1到3周或以上，有轻微尿痛，尿道分泌物呈黏液状，量较少。

这两种病有不同的地方，同时相似之处也不少，发病时有尿频尿急，尿道内部不适，刺痛，发痒，内裤有脏污等症状，也有的女性仅表现为白带增多。

性病与艾滋病的关系

虽然艾滋病也是性病的一种，但与一般性病相比，两者之间又大有不同。

① 性病虽然难以痊愈，但只要及时就医，好好配合治疗，大部分性病是可以痊愈的，生殖器疱疹虽无法根治，但危害性很小，对生活基本没

有什么影响；而艾滋病一旦染上，面临的就是生命危险，无法痊愈。

2 性病和艾滋病主要的传播途径都是性行为，但性病是可以通过直接接触和间接接触传播的。直接传播就是通过接触人体私处传播，间接传播则是通过接触衣物、卫生间、马桶、浴池等，有可能触碰到私处的地方都有可能传染性病，艾滋病则只能通过三大途径传播，仅接触不能造成艾滋病的传播。

除了这些不同外，两者也存在密切的联系，可以说性病的存在大大增加了艾滋病的传染概率。

硬下疳、生殖器疱疹、梅毒皮疹会引起生殖器溃疡，破坏皮下细胞的连续性，这为艾滋病病毒进入人体血液创造了条件。

私处因性病发生局部炎症会增加免疫细胞在炎症部位聚集，如淋巴细胞、巨噬细胞等，这会导致艾滋病病毒所重点攻击的对象 CD4$^+$T 淋巴细胞在感染区域的浓度增高，靶细胞的增多就会大大增加艾滋病病毒感染成功的概率，常见的能引发炎症的性病有淋病、非淋菌性尿道炎、滴虫性阴道炎、宫颈炎、衣原体。

患有性病的艾滋病病毒阴性男女更容易被感染艾滋病，性病使感染艾滋病的危险性增加了 1.5 倍到 18 倍。患有性病的艾滋病病毒阳性男女会更具传染性，容易将艾滋病病毒传染给自己的性伴侣，原因是性病引起的炎性反应或者损伤处的渗出液增加了艾滋病病毒的排出量。

若性病出现疱疹的情况，疱疹的自身复制蛋白会加速艾滋病病毒的繁殖，增加其在溃疡损伤处的病毒载量，从而增大传染概率。

艾滋病病毒与其他性病有很强的相互作用。对性病的有效治疗和控制有利于预防艾滋病的传染，控制艾滋病，降低艾滋病病毒的感染率。

国际上相关调查显示，在发生男男同性性行为且患有梅毒或淋病的男性中，有 30% 以上也是艾滋病病毒感染者或病人。此外，梅毒在感染艾滋病病毒的群体中发病率更高，更容易向神经病变发展。另一种人乳头瘤病毒的感染会增加人体患宫颈癌和肛门癌的风险，而艾滋病病毒能将这种风险再度升高。

3.3 与艾滋病传播有关的行为因素

卖淫嫖娼

女性卖淫、男性卖淫、男性嫖娼从根本上来讲都是性乱行为，但比一般性乱更严重。广西壮族自治区几乎每年都会对"性工作者"进行艾滋病疫情监控，且每年都会从卖淫者中检测出艾滋病感染者和患者。

卖淫嫖娼行为隐秘性大，且过于随意，双方又缺乏性安全意识，极少使用安全套，卖淫嫖娼人群中不乏吸毒者和故意传染者，性与毒的结合使得感染艾滋病病毒的风险性直线上升。

不管是卖淫者还是嫖娼者，都很容易感染艾滋病及其他性病。

近年来，学生群体中也出现了"卖淫者"，新闻上时常出现"某某高校门口停有数辆豪车，车顶放有饮料"的新闻，"大学生卖淫"已从无到有，从个别到群体。

"学生卖淫"的原因包括贪慕虚荣、利益诱惑、满足高消费、被迫。根本原因有社会风气不正，学校监管不严，道德的丧失，价值观的扭曲等。

一时的虚荣可能会换来无尽的痛苦，艾滋病与卖淫仅一线之隔，学生应当在校园修养身心、学习知识、健全人格，而不是依靠这样的手段来满足自己不正当的欲望。

相关法律：最高人民法院、最高人民检察院公布《关于办理组织、强迫、引诱、容留、介绍卖淫刑事案件适用法律若干问题的解释》中规定：明知自己患有艾滋病或者感染艾滋病病毒而去卖淫、嫖娼的，以传播性病罪定罪，从重处罚。致使他人感染艾滋病病毒的应认定为"重伤"，并以故意伤害罪定罪处罚。

性乱同性恋

艾滋病刚被发现和刚传入中国时，很多人把它称为"同性恋病"，这一称号跟当时人们对艾滋病的错误认知有关，但关键还是在于它在同性恋群体中的流行。随着社会的发展，观念的开放，人们对待同性恋的态度已由最初的抵触到现在的宽容，但艾滋病在男男同性恋群体中的传播仍未得到有效控制，校园的艾滋病传播途径主要是这一方式。

性乱是指同性或异性或双性之间的多伴性性行为，性乱包含同性性行为、异性性行为与双性性行为。主要表现在与多名同性或异性发生性关系，交换性伴侣，同时与同性、异性发生性行为。

近年来，同性恋群体的曝光量逐渐增加，同性恋、性乱的人群也多是吸毒人群，他们时常流连于同志酒吧、同志浴池等场所，沾染毒品很常见。男男同性性行为很少采取安全措施，不使用安全套，这是艾滋病传播的主要原因。因为在大多数人看来，避孕套就是用来避孕的，男性自然也就不需要。殊不知，肛交比异性性交感染艾滋病的概率要大得多。

据了解，性取向的形成是先天的，同时也受后天因素的影响。校园的一部分男生并不是明确的同性恋者，但由于环境的影响、他人的引诱或被迫而发生了同性性行为。

此外，互联网社交的发展，催生了一系列社交软件，这些软件利用男女之间对异性的渴望，抓住神秘感、朦胧感，促使了"一夜情"现象的产生，为性乱和卖淫提供了"帮助"。

说到底，性乱行为产生的原因还是性观念的病态、性道德的丧失。当然，同性恋是个人问题，不违法也不触及道德，但同性恋群体的性安全意识着实太低，学生的安全防范意识也有待加强。

吸毒酗酒

吸毒与艾滋病的关系，从曾经的静脉注射到现在的静脉注射和性。事实表明，静脉吸毒传播艾滋病途径占比减小，原因并不是吸毒者越来越少，艾滋病与毒品的联系不再紧密，而是通过另一种方式更加紧密地绑在了一起。吸毒与性与艾滋病，相互关联，密不可分。

相比于吸毒，人们对酗酒对感染艾滋病的影响了解得少之又少。

英国《新科学家》周刊网站曾发布过一篇文章，内容显示，过度饮酒、长期酗酒不仅会使人思维迟钝，还会削弱人体的免疫系统，从而更容易感染艾滋病病毒在内的多种病毒。

美国马萨诸塞大学医学院的一位博士就"酒精如何影响人体免疫系统"这一课题，做了相关的实验。实验结果表明，酒精损害了单核细胞的抵抗能力，使其降低了75%。这也从一定程度上论证了"长期酗酒的艾滋病感染者比不饮酒的感染者死得更快"的说法。

年轻人酗酒一般会流连于酒吧等场所，这也就增加了其接触毒品的概率。有很多人就是因为喝了酒而被带去吸毒的。

3.4 与艾滋病预防相关的行为因素

艾滋病虽不可治愈，但可以有效预防，不同地区、职业、年龄的人预防的重要事项不尽相同，但都要从艾滋病的三大传播途径入手。

预防经性传播

避免发生婚前性行为，不过早发生性行为，拒绝与同性发生性行为；

理性地使用社交软件，不随便见网友，远离"一夜情"；

不去淫乱场所，拒绝嫖娼行为，拒绝诱惑；

同性恋群体应当了解更多的知识，摆正心态，采用合理的方式解决生理需求；

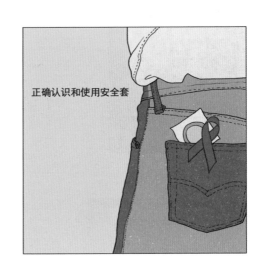

正确认识和使用安全套

得了性病及时就医，不要相信江湖术士、祖传秘方，或为了省钱去不正规的小诊所；

大学期间若结婚，要做婚前体检；

正确认识和使用安全套，忠于自己的性伴侣，合理释放性欲。

预防经血液传播

不去或少去酒吧、歌厅、夜总会等场所；

远离毒品，拒绝第一口尝试，若不慎染上毒瘾，要避免静脉注射，避免共用注射器，及时戒毒，到各地美沙酮药物维持治疗门诊服药；

看病到正规医院或当地有行医执照且规范的医疗点，献血到正规县级以上的红十字血站，使用经艾滋病抗体检测合格的血液和血制品，使用一次性或经过严格消毒的注射器、输液器、医疗器械（治牙、针灸、分娩、手术、美容）；

避免与他人共用刮胡刀、牙刷、牙签等生活用品，文身、文眉、扎耳洞、文唇工具都要经过严格消毒，凡是能刺破皮肤的共用器具都要经过严格消毒才能使用；

避免徒手直接接触他人血液和伤口；

谨慎交友，净化朋友圈，不要结交狐朋狗友。

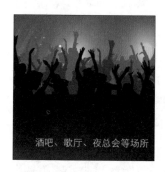

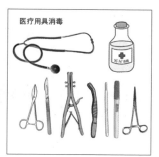

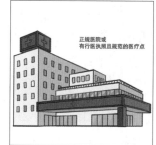

预防经母婴传播

在校期间结婚生子的现象较少，但也不是不存在，只要有就要有预防意识。

怀孕的妇女应该将艾滋病检测作为产前体检的一部分；

夫妻双方有一方是感染者，尤其是女方，应避免怀孕生子；

若实在想要孩子，应在孕前到医院咨询和检测。一旦怀孕应当立即去医院咨询；

　　被感染的孕妇决定生产一定要接受母婴阻断；

　　感染病毒的母亲生下孩子之后，应防止通过哺乳传染给孩子，使用奶粉等代乳品风险更低；若有其他影响因素而不得不使用母乳，应将乳汁挤出煮沸消毒后再喂养孩子。

孕中多检查，服
用母婴阻断药物

孕前咨询，
谨遵医嘱

产后注意婴
儿哺乳

第四章 参与反艾滋病斗争

4.1 艾滋病的主要症状

感染期

在艾滋病病毒感染期，感染者还未发展成艾滋病患者。艾滋病病毒的潜伏平均时间为7年到12年不等，具体跟个人的生活方式、心理承受能力、心理压力、身体素质、免疫状况等有关。潜伏期的感染者不会出现与艾滋病相关的症状或者基本没有症状，但其体内确有艾滋病病毒存在，因而免疫力会比常人低，也更容易疲劳、困乏、生病。一般情况下，艾滋病潜伏期又可分为两个阶段。

第一阶段，即HIV感染初期，又称急性期，时间为感染艾滋病病毒后2周到4周左右。少数感染者会经历急性期，会出现类似感冒的症状，临床表现为皮肤干燥、易上火、发烧发热、盗汗、恶心呕吐、嗓子疼、关节疼、肌肉疼、全身乏力等，用治疗感冒的方法进行治疗不易好，可能还会出现腹泻的症状。除了感冒症状，还会伴随皮疹、体重骤然下降以及淋巴结肿大，这些症状没有特异性，且多数感染者临床症状轻微，只有少数感染者淋巴结肿大的情况较为明显，但均可在持续1周到3周后缓解。

这个时期的感冒症状与艾滋病实际上没有太大的关系，所以并不能以此作为判断是否感染的依据。如果存在疑心，可以先确认自己是否有过易感染的高危行为，再到疾病控制中心或医院做专门的艾滋病检测。

第二阶段，又称无病症期，感染者由急性期进入这个时期，也有感染者没有明显的急性期症状而直接进入此期。

无病症期即基本上没有相关症状，这个时期持续时间较长，一般在6年到9年不等，时间的长短与感染的病毒种类和数量、感染途径、感染者免疫力等因素有关，也存在个别快速向患者发展和长期停滞不前者。

急性期和无病症期没有明显的划分，也有人将这两个时期统称为无病症期。在这两个时期，尽管感染者从外观上跟常人没有什么区别，但实际其体内已经存在病毒，在血液中可检出 HIV-RNA 和 P24 抗原，而 HIV 抗体也会在感染后数周出现，CD4$^+$T 淋巴细胞计数一过性减少，CD4$^+$/CD8$^+$ 比例可倒置。肉眼和感觉是无法确定是否感染病毒的，只能通过专门的检测进行确认。

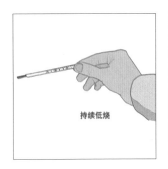
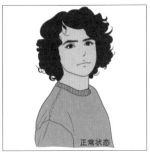
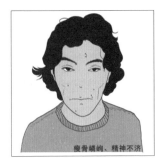

持续低烧　　　正常状态　　　瘦骨嶙峋、精神不济

发病期

发病期，又可称为艾滋病病毒感染晚期，艾滋病病毒感染者发展为艾滋病患者。艾滋病本身就包含了多种疾病，根据美国 CDC 的分类，艾滋病共包含了 25 种诊治性疾病，这些疾病在发病期都有可能出现，因此感染晚期的症状是复杂多样的。

发病期症状复杂，不过也存在比较明显的几项，其一就是持续低热，时间在一个月以上；其二是慢性腹泻，也会持续较长时间；其三是体重大幅度下降，绝大部分患者体重会在短时间内下降 10%—15%；其四，随着感染时间的延长，淋巴结增多且明显，特别是颈部、腋窝和腹股沟淋巴结肿大更明显，最终出现持续性全身性淋巴结肿大，特点为：除腹股沟（连接腹部和大腿，离外生殖器很近的部位）外，有两个或两个以上部位淋巴结肿大；症状持续三个月以上，每个淋巴结直径都在 1cm 及以上，无压痛感，无粘连。

除了这些一般性症状外，部分患者还会出现神经、精神及肢体方面的不良症状，如注意力不集中、记忆力减退、健忘、精神不济、精神恍惚、头痛、性情改变、痴呆癫痫、活动障碍、肢体不协调等。

HIV 感染的最终阶段所表现出来的症状实际上是对应着各种类型的疾病，比如持续低热，反复发烧，有可能就是肺炎的预兆；精神淡漠，记忆力减退，肢体障碍等有可能是得了与 HIV 相关的脑病。发病前期，持续低热，浑身乏力，随后逐渐出现食欲不振、口干、腹泻等症状，免疫力持续降低，最终患者身体消瘦，免疫力全盘消失进而呈现出重度感染，HIV 相关症状、各种机会性感染及肿瘤，并发生长期消耗，直至全身衰竭而亡。

机会性感染及肿瘤的临床症状为呕吐、腹痛腹泻、消化道出血、吞咽困难、食欲下降、口腔白斑及溃疡、发热、盗汗、淋巴结肿大、咳嗽咳痰咳血、呼吸困难、头痛、各种皮疹、视力下降、失明、痴呆、癫痫、肢体瘫痪、消瘦、贫血、二便失禁、尿潴留、肠梗阻等。

这一阶段，是艾滋病相关症状的爆发期，病人 CD4+T 淋巴细胞计数明显下降，多小于 $200/\text{mm}^3$，HIV 血浆病毒载量明显升高，艾滋病发病症状较多但并没有特异性的临床表示。

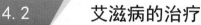

4.2　艾滋病的治疗

　　艾滋病可怕的一大原因就是无法根治，目前在全世界范围内还没有发现或者研制出来根治艾滋病的药物和疫苗。现阶段，艾滋病的治疗目标为：最大限度和持久降低病毒载量，对病毒的复制进行最大限度的抑制，恢复和维持免疫功能，提高感染者和患者的生活质量，降低艾滋病以及相关疾病的发病率和死亡率，减少艾滋病的传播。

　　尽管艾滋病不能完全治愈，但如果能够及时发现，立即就医，并坚持治疗，依从性好，很有可能长期处于无病症的稳定期，延缓发病时间。

　　针对艾滋病病毒不同的发展阶段，艾滋病的治疗一般包括三个方面，同时也是三种方法，即一般治疗、抗病毒治疗以及恢复或者改善免疫功能的治疗及机会感染和恶性肿瘤的治疗。

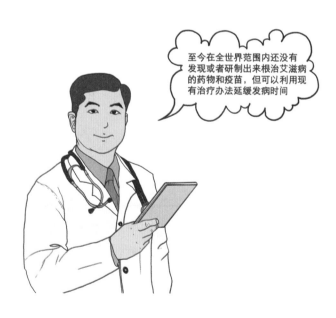

一般治疗

针对一般症状和相应表现的简单治疗，根据病情，多休息。能进食者，注意饮食，给予高热量、多维生素的食物；不能进食者，通过静脉输液补充营养。在此基础之上，加强支持疗法，即通过输血和营养支持疗法维持体内水和电解质平衡，此外还可以用中医中药治疗。

抗病毒治疗

抗病毒治疗需要达到特定的条件，即 CD4$^+$T 淋巴细胞低于 500 或者单阳 CD4 任何水平才需要开始抗病毒治疗。抗病毒治疗是艾滋病治疗的关键，采用高效抗逆转录病毒联合疗法，能有效地抑制病毒的复制与数量的增加，极大地延长感染者的病毒潜伏期，提高患者的生存率，改善患者的生活质量和预后。

恢复或者改善免疫功能的治疗及机会感染和恶性肿瘤的治疗

在感染病毒的后期，治疗艾滋病各种各样的并发症，肺炎、脑膜炎等，针对不同的疾病类型和症状采取相应的治疗方法和药物。

这一阶段，需要三种治疗方法的配合使用，并应用中医中药治疗，提高身体免疫力。

艾滋病治疗药物简介

抗 HIV 病毒药物：双脱氧肌苷、双脱氧胞苷、叠氮胸苷等，特点是有毒性、副作用大，需要达到一定条件才可使用。联合使用效果更佳，但这类药均为进口药，价格昂贵，国内少见。

机会感染药：艾滋病机会感染以曲霉菌病为主，所以在药物选择上以抗原虫药、复方新诺明抗霉菌药最为常用，首选两性菌素 B。

免疫调节剂：白介素 -2、干扰素、丙种球蛋白、粒细胞巨噬细胞集落刺激因子及粒细胞集落刺激因子（GM-CSF，G-CSF）。白介素 -2、干扰素、丙种球蛋白均有抗细菌感染、抗病毒传染和增强免疫调节的作用，白介素 -2 还能使患者体内淋巴细胞数量增加，增强和维持免疫力。

部分中药有调节免疫功能的作用，诸如丹参、甘草甜素、香菇多糖等。这些中药价格便宜，已在体外实验中证实能够有效抑制 HIV 病毒。

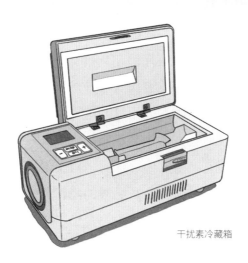

干扰素冷藏箱

4.3　争当艾滋病志愿者

2018年12月1日是第31个世界艾滋病日，这次的主题为"主动检测，知艾防艾，共享健康"。艾滋病日的主题每年都会有所改变，但那个鲜红的标识却是永恒的。

飘扬的红丝带

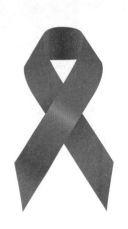

红丝带是于美国出现并在全世界范围内对流行的 HIV 和艾滋病认识的国际符号。随着艾滋病的流行，世界范围内也有越来越多的人开始佩戴这一标识。红丝带要使更多的人认识艾滋病，了解艾滋病病毒，关心艾滋病病人。红丝带对艾滋病病人来说是希望的象征，是温暖的港湾，是支持的力量；对未感染者来说，是一种警示，一种教育，一种预防。佩戴红丝带的人们都是现实社会中真正的英雄，他们为了提高艾滋病群体的生活质量，为了宣传艾滋病知识以防止更多的人感染，为了寻求有效的治疗方法而在默默地努力着，用自身的光为防治艾滋病事业添上一点亮。

从曾经一声歇斯底里的呐喊到现在轰动世界的声响，红丝带逐渐成为呼唤全社会关注艾滋病的防治问题，理解、关爱艾滋病病毒感染者及艾滋病病人的国际性标识，也成为许多爱心组织、医疗机构、咨询电话共同的名字。

　　红丝带是一条将世界人民紧紧联系在同一战线的生命纽带，用所有的爱心共同抵抗艾滋病；它象征着人们对生命的渴望和热爱，战胜病痛和灾难的决心；它更象征着对艾滋病病人的支持和关心。

　　近年来，学生红丝带组织不断涌现，这表明学生的知艾防艾意识有了一定的提高。"美好青春我做主，红丝带飘进校园""因为爱，无畏艾"等活动的进行，使得更多的学生参与到防艾工作中来。为了让大家更加准确而深刻地了解艾滋病，增强自我保护意识，提升个人安全意识，正确地看待和对待艾滋病病人，我们在此呼吁更多的学生加入到防艾宣传教育当中来。

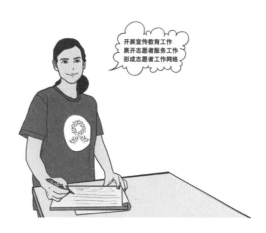

开展宣传教育工作

　　到学校、社区进行艾滋病知识、预防知识的宣传，帮助大家了解艾滋病并加强自主预防意识。为人们答疑解惑，远离认知误区，呼吁他们积极预防、主动检测；降低大家的恐艾意识，呼吁他们关心和帮助身边的艾滋病病人，并教会他们如何与艾滋病病人相处。

展开志愿者服务工作

到"艾滋病病友之家"、艾滋病病人病房送温暖，鼓励和安慰他们树立战胜疾病的信心，照顾和帮助他们的日常生活，并为他们讲解生活中的注意事项。

形成志愿者工作网络

建立艾滋病志愿者服务网站，将全国甚至全世界的志愿者联系在一起，相互交流，共同学习和探讨，加大宣传力度，呼吁更多的人参与进来，积极开展活动，在全国范围内统一举行，扩大影响力。

通过参与红丝带组织，加入艾滋病志愿者的行列，很多学生不仅自己对艾滋病有了新的了解和认识，提高了自身的防艾意识，还帮助更多的未感染者走出认知误区，使更多的感染者和病人重获希望，为他们争取了更加宽松的生活空间，这是一件非常有意义的事情！

4.4　正确对待艾滋病病人

对于艾滋病我们首先要做到的就是洁身自好，不去触碰高危行为，从而有效避免感染艾滋病病毒。但是谨慎预防不等于歧视，也不等于过分恐惧。如果某一天我们的身边出现了艾滋病感染者和患者，如果某一天我们知道了身边的艾滋病感染者和患者的身份，我们该怎样对待他们呢？

社会上太多的人对艾滋病感染者和患者存在歧视，尽管很多人嘴上说着要宽容，要同情，要平等对待他们，但是做出来的行为又是另一种，大学生群体中也同样存在这样的问题。

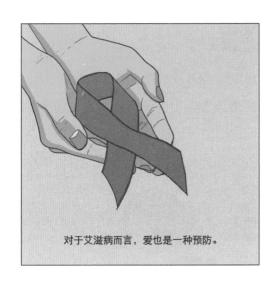
对于艾滋病而言，爱也是一种预防。

首都医科大学附属北京地坛医院感染性疾病诊疗中心主任医师赵红心表示，对于艾滋病患者而言，爱也是一种预防。

她说："众所周知，艾滋病是一种慢性病，它跟其他病一样，也是一种疾病，需要医疗的支持，需要社会和我们的关爱，需要家庭的关怀。慢性疾病意味着什么？意味着病毒可以长期存在于感染者体内，一般情况下，感染者是可以长期存活的。也就是说艾滋病感染者在未来很长一段时间都要跟我们在一起，不管是在家庭还是在社会，他们不可能独自一人，总要跟其他人产生交集。不管我们是否知道他们的身份，我们对待艾滋病病人的言行态度都会对他们产生影响。对他们的关爱，从一定程度上可以降低他们报复社会的概率。所以说，爱也是一种预防。不知道他身份时，我们说了歧视艾滋病患者的话；知道他身份后，又明显地歧视和远离，或是敌对他，看不起他，这些都会对他产生一些心理作用，这些作用反过来就有可能对社会产生危害；而正确地对待他们，接纳他们，把他们当作普通人看，这是对病人的尊重，同样也是对社会的一种保护。"

我国法律明确规定了艾滋病感染者和病人的权利和义务，他们和普通人一样，应该受到普通的、平等的对待。我们应该理性地看待艾滋病。这也是告诉每一个艾滋病患者和感染者，国家和社会都不会放弃他们，而他们也要心存希望，配合治疗，勇敢地生活，享受权利的同时，积极履行自己的义务。

感染者和病人的权利和义务

《艾滋病防治管理条例》明确规定了病人及感染者享有的权利。

任何单位及个人不得歧视艾滋病感染者、患者及其家属，他们享有的婚姻、就医、就业、入学等合法权益受法律保护；

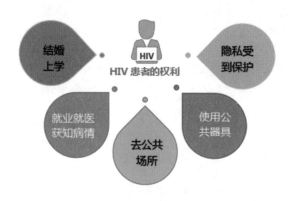

　　艾滋病感染者、患者及其家属姓名、住址、工作单位、肖像等以及其他可推断出其具体身份的信息受到法律保护，未经本人或监护人同意，任何单位和个人不得公开；

　　艾滋病病毒感染者和患者有权享受医疗机构为其提供的艾滋病咨询、诊断和治疗服务。且已确诊的感染者或病人有权知道感染或发病的事实，医疗卫生机构的工作人员应当如实告知。

　　病人及感染者应履行的义务有：

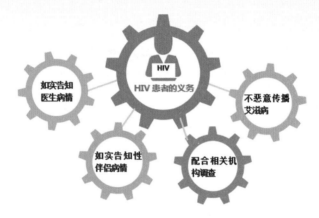

　　接受疾病预防控制机构或者出入境检验检疫机构的流行病学的调查和指导，积极配合；

　　将感染或者发病的情况及时告诉与之存在性关系的人，采取必要的保护措施，以防传染他人；

　　就医时，将艾滋病病毒感染或发病的事实如实告知接诊医生；

　　艾滋病病毒感染者和艾滋病病人不得以任何方式故意传播艾滋病。艾滋病病毒感染者或者艾滋病病人故意传播艾滋病的，依法承担民事赔偿责任；构成犯罪的，依法追究刑事责任。

如何对待感染者和病人

无论是由于什么原因感染了艾滋病都是不幸的，他们都是艾滋病病毒的受害者，我们不应该戴着有色眼镜去看待他们。艾滋病是人类共同的敌人，全社会都应该团结起来去对抗它，而我们对抗的方式就是有意识地预防以及关心、善待和帮助艾滋病病人，为他们营造宽松的学习、生活、工作环境。

县级以上地方人民政府应当对生活困难并符合社会救助条件的艾滋病病毒感染者、艾滋病病人及其家属给予生活救助。

医疗卫生机构应当组织工作人员学习有关艾滋病防治的法律法规、政策、知识，在开展咨询、诊断、治疗的过程中为艾滋病病毒感染者和病人进行防治宣传教育。县级以上地方人民政府卫生主管部门指定的医疗卫生机构，应当为自愿接受艾滋病咨询、检测的人员免费提供咨询和初筛检测。

感染者和病人就医受法律保护，相关机构和指定医院不能拒绝为其诊治，如遭拒绝，感染者可以投诉。

学校不能区别对待艾滋病病毒感染者和病人，不能以各种不正当的方式劝退、开除、剥夺其受教育的权利，更应该为其身份保密。

国家政策呼吁给病情稳定的艾滋病病毒感染者平等就业、公平竞争的机会。

普通人不应该歧视身边的艾滋病病毒感染者和病人，更不应该散播不实言论，传播病人信息，若不小心知道了病情，有义务为其保密。

艾滋病病毒感染者和病人的家属亲人应当给他们足够的关爱，不因错误观念和认知而冷落、远离他们。

国家的关怀政策

四免：

一免，农村居民和城镇未参加基本医疗保险等医疗保障制度的经济困难人员中的艾滋病病人，可到当地卫生部门指定的传染病医院或者设有传染病科的综合医院服用免费的抗病毒药物，接受免费的抗病毒治疗；

二免，所有自愿接受艾滋病咨询、检测的人员，都可在各级疾病预防控制中心和各级卫生行政部门指定的医疗机构，进行咨询和初筛检测；

三免，对已感染的孕妇，由当地承担艾滋病抗病毒治疗任务的医院提供健康咨询、产前检测、分娩服务，及时免费提供母婴阻断药物和婴儿检测试剂；

四免，地方各级人民政府要通过多种途径筹集经费，开展针对艾滋病遗属的心理康复工作，并为之免费提供义务教育。

一关怀：国家对感染者和病人提供救治关怀，各级政府将经济困难的感染者和病人及其家属纳入政府救治范围，按有关社会救济政策的规定给予生活补助，扶助有生产能力的感染者和病人从事力所能及的生产活动。

4.5 理性看待艾滋病

艾滋病病毒检测与诊断

艾滋病检测的方式有艾滋病测试纸和医院、疾控中心的正规检查。艾滋病测试纸有两种类型，一是血检试纸，一是唾液试纸。

血检试纸是通过全血／血清／血浆检测 HIV-1/2/o 型抗体，结果较准确；唾液试纸无须采血，通过口腔黏膜渗出液检测 HIV 抗体，更简单方便，但准确性较低。

艾滋病检测试纸是一种快速、准确、方便的检测工具，但其对保存、温度、湿度、操作等要求十分严格，稍有偏差就会导致结果不准确，容易给检测者带来心理伤害或延误治疗，所以专家建议还是尽量到大医院和疾控中心进行检测。

艾滋病的专业检测是根据流行病学史、实验室检查以及临床表现来进行的。

① 检查

包括机体免疫功能检查，各种致病性感染的病原体检查（PCR 方法），HIV 抗体检测（免疫荧光法、明胶颗粒凝集试验等）、PCR 技术检测艾滋病病毒。

② 诊断

急性期：不同的感染时期，实验室结果不同。初期 HIV 抗体呈阴性，2—6 个月后为阳性，少数人在初期血液 HIV p24 抗原阳性。体内血白细胞、淋巴细胞总量起病后下降，淋巴细胞总数上升。80% 左右的感染者可以在 6 周后检出抗体，几乎所有的感染者都会在 12 周检出抗体，极个别者则会在 3—6 个月内检出抗体。诊断标准为：是否有流行病学史（高危行为）、临床表现、实验室检查抗体由阴性转化为阳性，或者仅根据实验室检查。

无症状期：是否有流行病学史、实验室检查 HIV 抗体阳性，或者仅根据实验室检查。

艾滋病期：是否有流行病学史、HIV 抗体阳性、一种或多种临床症状或者 HIV 抗体阳性、CD4$^+$T 淋巴细胞小于 $200/mm^3$。

得了艾滋病应该怎么办？

哪些人应该考虑做艾滋病监测：输注来源不明或者未经监测的血液者、结核病检测为阳性者、性病检查为阳性者、曾在国内进行有偿献血者、与多个性伴发生性行为未使用安全套者（每三个月检查一次）、性活跃者（每年检查）、发生同性性行为者、发生过商业性行为者、性伴侣或配偶一方是感染者、怀孕的妇女、感染者所生的婴儿、静脉吸毒者。

应当去哪里做监测：可以先行打电话咨询或直接到相关机构咨询检测。也可到当地省、市、县疾控中心（卫生防疫站）、红十字医院、妇幼

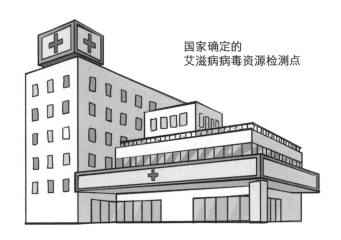

国家确定的
艾滋病病毒资源检测点

保健院。凡是国家确定的艾滋病病毒资源检测点，均可提供免费咨询和抗体初步筛检服务，且为检测者保密。

检测时间：一般来说在进行了高危行为后，2—4周才有可能检出 HIV 抗体，所以最早高危行为后两周可以检测，时间越长，监测结果越准确，四周后就有足够多抗体了。

若怀疑自己得了艾滋病，应当咨询诊断，及早发现。

若真的得了艾滋病，也不要慌张害怕，积极配合治疗，按时吃药，定期复查，保证充足休息，加强营养，保持卫生。

不再触碰高危行为，科学合理地学习、生产、生活，保持心情平和，树立战胜疾病的信心，预防加治疗效果会更好。

垃圾杂物合理放置，衣物蒸煮消毒，被子时常晾晒，废弃物、污物集中焚烧或深埋，环境物品勤消毒。

及时告诉家人，做好思想工作，让他们真正了解艾滋病，常沟通常交流，共同战胜疾病。

积极参与艾滋病志愿者活动，在宣传教育他人的同时，了解和抵抗疾病。

第五章　学生的心声

5.1　一位艾滋病患者的自白

——我想好好活下去

　　我叫小雨，是一个女生，今年 21 岁，现在读大二。原本的我正憧憬着未来，担忧着学习和工作，过着简单快乐又有着小烦恼的生活，然而在今年 2 月份的某一天，这一切悄然画上了句号。

　　检验报告出来的时候，外面阳光正好，春风徐徐吹来，而我的心却凉到了底。医生的话就像对我生命的宣判，我的脑袋一片空白，凉意从心里蔓延出来到指尖、到发梢，那种感觉我想这一辈子我都不会忘记。

　　我不知道是怎么从医院走回学校的，一路上我都死死地攥着那张化验单，于我而言，它更像死神的宣判书。但我的心里也存有一丝丝侥幸，因为医生告诉我，还要复查才能进一步确诊。

　　这冥冥之中给了我希望，我怀着侥幸的心理期待着那万分之一。然而哪有什么万一，哪有什么幸运，哪有什么侥幸，复诊直接宣告了我的"死亡"。

为什么偏偏是我？我问自己，也问老天

　　我在脑海里一遍一遍回想，想着自己到底是怎么感染上这个可怕的病毒的。我上了大学以后，迷上了网聊，谈过网恋，后来就直接通过网上聊

天跟别人"约炮"，共约过几次，因为对方也都是学生，所以很少采取保护措施。

不久前的一天，我约过一个人，他说他第一次约，身体很健康，没有性病，就不要用避孕套了。我当时也觉得没什么大事，况且之前也没怎么用过，就答应了，但现在看来，正是那一次让我感染上了艾滋病病毒。对方一定知道自己感染了艾滋病病毒，就想着拉我下水，所以才有那一套说辞，而我居然傻乎乎地信了。

我要怎么活下去？伪装？

这样想着，我就越发恨自己，越发后悔，怪自己太随便，太粗心大意。但是这又有什么用呢？事情已经发生，一切已成定局。我恨不得打死自己，不自爱不自重，最终落得个如此下场。我的父母知道了会怎样？我的同学还会和我亲近吗？我还能谈恋爱结婚生孩子吗？我还能工作吗？我的未来怎么办？一连串的问题出现在脑海里，我感觉自己快不能呼吸了，心里憋闷得厉害。

在学校，我还是强装镇定，像以前一样吃饭，上课，学习，逛街，但是我的脑海里却总浮现出我死去的画面，恐惧像潮水一样袭来，瞬间就把我淹没。我也想过自杀，悄无声息地死去，但我害怕，害怕死亡，害怕父母绝望的脸庞；我也想告诉别人，但我害怕，害怕他们知道了会把我当成怪物，我不愿看别人异样的眼光，所以我只能深深地掩埋在心底，再披上厚厚的伪装。

了解它，我只想好好活下去

我不停地搜索关于艾滋病的知识，在这之前我只知道艾滋病病毒的厉害，简单地知道它能通过性行为传播，其他则一概不知。在书店角落里，在被窝里，在我常去的小店里，在空旷的操场上，我小心翼翼地查询艾滋病相关资料，生怕被别人发现这不能见光的秘密，每次搜索完我都会把浏览记录删得干干净净，也从不会在寝室、在教室、在人多的地方看。

那些好的不好的字眼，我一个都不敢错过，我的心情也会跟着资料起伏，仿佛一下云端，一下地狱，这种感受只有亲身经历才能体会到。

那段时间，我整天惶惶不安，精神恍惚，恐惧和无助完全包围了我，每一天的入睡我都会害怕看不到第二天的太阳，常常在睡梦中惊醒，随后陷入无尽的乱想之中。我知道艾滋病是破坏人体免疫力的，感染者的免疫力会降低，所以我一天能洗几十遍手，随身带着消毒湿巾，不断地擦，我时常感觉自己全身都好脏，我的手上全是细菌，我害怕，我恐惧，但又不知所措。

艾滋病并没有那么可怕，请正视它

查阅了很多的资料，我知道现在的医学水平对艾滋病并不是毫无办法，医生们是可以通过治疗来延缓艾滋病患者的发病时间的，直到此时我才长舒了一口气，开始搜寻治疗艾滋病的医院。

我看到网上那些咨询电话，却没有勇气拨通，只能通过网上聊天的方法进行咨询。一位姓赵的医生在跟我聊天时一直鼓励我、安慰我，告诉我艾滋病并不可怕，让我不要灰心，我慢慢地下定了决心，终于拨通了那个能带给我希望的电话。

我鼓起勇气去了医院，一切并没有我想象的那么严肃和害怕，赵医生还当面给我介绍了很多艾滋病患者靠吃药控制、治疗，像正常人一样结婚、生下健康孩子的真实事例，还告诉我国家对艾滋病患者很关注、关怀，颁布了很多优惠政策，所以我也不用担心治疗费用问题。

赵医生的话让我重新燃起了希望，我积极地配合治疗，按时吃药，定期去检查，我的病情控制得很好。

但我依旧不敢告诉我的朋友，也不敢告诉父母，每次话到了嘴边又咽了回去。我将药放在别的药瓶里，不敢让他们发现。

我希望……

现在的我，是一名艾滋病志愿者，并拥有一个"病友之家"，在做志愿工作时还收获了美好的爱情。我的伴侣也是一名艾滋病志愿者，但他是个心态健康的人，他说自己一点都不觉得可怕。在"病友之家"我们一群人聊天谈心，互相鼓励，学习并宣传艾滋病的知识。在这之后，我把我患病的情况告诉了家人，我的父母从最初的不敢相信、不理解，到现在支持和鼓励我，亲情和爱情给了我更多的力量。

虽然，我的同学们还不知道我的病，但我会通过艾滋病知识的宣传和

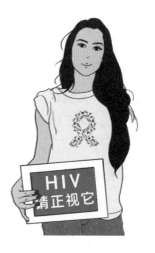

教育，使更多像他们一样的大学生不要走我的错路。

与此同时，我想告诉我的同龄人：一定要洁身自好，懂得对自己负责，为父母考虑，不要为了追寻一时快乐而付出惨痛的代价，等一切成定数时就追悔莫及了。艾滋病离我们很近，请重视它，记住你跟别人没什么不同！

我希望，有更多的大学生能了解艾滋病，并做到有效预防。

　　我希望，更多医生都能像赵医生一样慈祥地面对艾滋病患者，艾滋病患者也能坦然面对医生。

　　我希望，更多的人能够正视艾滋病，给艾滋病患者一点生活的空间。

　　我希望……

5.2　迷途知返重获新生

——我们都是幸福的，活着真好！

生命的朝阳刚刚升起，一切都是青春美好的模样，然而在这个充满希望的年龄里，有那么一群人在苦苦挣扎，甚至陷入绝望放弃自我。他们和你们中的大多数一样，曾经是父母眼中的希望，是对未来的憧憬者，是很多人都羡慕的大学生。而现在，那些却仅仅是曾经。于他们而言，死就是那么一瞬间的事，而生却要忍受着痛苦和折磨，所以他们中的很多人会在这一过程中迷失自我，忘记生存的本质，转而放弃生命，甚至去危害他人。

20 多岁的大学生小贾（化名），在一次高危性行为之后，被确诊为艾滋病病毒感染者。在刚被确诊的那段时间里，小贾心灰意冷，但是又极度不甘甚至想过要去报复他人，好在小贾的父母在得知小贾真实情况之后，并没有冷落或者远离他，而是对他更加关怀和照顾，这让小贾心里十分温暖，从而打消了这个可怕的念头。不过随着时间的推移，体内病毒数量的不断扩增，小贾的病情愈发严重起来，这让稍微有些宽心的小贾又一次陷入消极的情绪当中。

病痛的折磨与心理上的压力，让小贾的求生意识变得越来越低，这也导致他的免疫力下降得更迅速。不久之后，艾滋病的并发症逐渐出现，他不幸患上了脑膜炎，一度濒临死亡，但是在小贾眼中死亡却是一种解脱，对于生命他早已不在乎了。

小贾的父母和主治医生并没有放弃希望。在父母的努力和医护人员的尽力救治下，小贾的生命被奇迹般地挽救了回来。经历过与死神的正面对抗，小贾幡然醒悟，放弃生的希望就是向病毒屈服；放弃生的希望就是对父母和自己的不负责，更对不起全力救治自己的医生。后来，小贾在疾控人员的鼓励与帮助下，坚持服用政府免费提供的药物进行治疗，保持着健康的状态，一直乐观地活着。

为鼓励更多人珍爱生命、不放弃希望，也为了告诉大家病魔不是最可怕的，心魔才是，小贾写下了这封生命告白：

不知道大家对幸福怎样定义，经历不同，感悟也大相径庭，但一段特殊的经历总能让人平静而真实地去定义幸福。

在学校的日子往往是无忧无虑、单纯美好的，因而大学生对于生命、情感的体会未免有些感性、草率和幼稚。就像曾经的我，一度认为艾滋病是一件离自己很遥远的事情，但没想到有一天我真的与它相遇了……

因为它，我一度备受煎熬和折磨，它让我觉得活着是一种负担；因为它，我一度无比挣扎和自责，它让我不甘又堕落；也是因为它，我一度变得可怕而残忍，差点掉入深渊而无法回头。

就因为这样，难道要放弃自己的生命吗？那未免太自私了。回想我的重生，有妈妈、爸爸以及市中区疾控中心的王阿姨和张阿姨的关心，有医院的医生、护士的努力，还有很多很多的人共同陪我渡过这段人生中最低落的时期，我要感谢他们。

特别是我的妈妈，在医院里度过的 100 多个日日夜夜里，妈妈从来没有在床上睡过一天，都是在病床边的板凳和躺椅上给我最近距离的安全感。

妈妈对我那婴儿般的关怀、从容淡定的温暖让我动容，妈妈日渐憔悴的脸、与日俱增的白发诉说着的不正是母爱的博大和无私吗？

住院期间，我感觉自己身体日渐恢复，就好像是吮吸着母乳的婴儿一天天长大，是妈妈给了我第二次生命……

到现在，我才明白，我的生命并不属于我一个人，所以现在我要更加珍惜它。

在 20 多岁的时候获得了重生，经受了一次特殊的洗礼，我对生命有了新的体会和感悟——生来就应该为活在这个世界上而感到幸福，应该带着一颗感恩的心去生活，生命的可贵在于不仅仅关乎个人。

我是一名刚毕业的大学生，我的经历告诉大家，艾滋病离大学生其实并不遥远。我想大家都是聪明的，知道怎样去预防艾滋病。我不想大家像我一样，有过如此刻骨铭心的重生后，才对生命有这么多感悟，我只想和大家一起怀着一颗感恩的心，用珍惜的态度去生活，我们每个人都是幸福的。

5.3　毒品与艾滋病一脉相连

一间向阳的戒毒所内，明朗温柔的阳光透过窗户上的铁栏杆照在了阿林（化名）的脸上。与别人不同的是他没有在发呆，而是在屋内的桌子上安静地写着什么。

走近他，你会看到狭小的桌子上摆满了词典、世界历史、世界地理，他正在备课，本子上密密麻麻写满了字，但现在似乎也用不上了。

曾经站在讲台上的阿林是一名名副其实的白领，同时也是一名"瘾君子""艾滋病感染者"，现在的他正在接受强制隔离戒毒。

曾经的他就是那个我们父母口中所说的"别人家的孩子"，他从小聪明、成绩优异、性格安静，是老师眼中的好学生，父母眼中的希望，别人眼中的乖乖仔。似是命运眷顾，更是自己的努力，阿林的学生生涯十分圆满，高中毕业后顺利进入某重点大学学习，大学毕业后又成功进入世界 500 强公司工作，他以为美好的人生慢慢地拉开了帷幕。

然而，现在的他不仅身患艾滋病，还有两三年的吸毒史。

从他断断续续的诉说中，我们看到了一个优秀的男生从光辉明媚到黑暗深渊的过程，也看到了一颗正在积蓄力量、充满希望的心灵。

——永远不要尝试第一口

那年，我大三，大学是我第一次出远门。不同于我的家乡，上海的确是一个繁华的大都市，乐趣多，诱惑也多。

我从小就不喜欢与女生打交道，上了大学后看到漂亮的女生也没有什么反应，后来我才渐渐意识到，我就是别人嘴里所说的"男同"。

我看着身边的同学、校友都是异性恋，于是对自己的这个秘密也就更加保守了。尽管很多人都在说接受同性恋，但我从他们的眼神中就可以看出来，这不是真心的。

上海的夜生活太丰富了，我时常跟着同学或者自己出来逛逛走走。有一次，我在KTV唱歌时结识了一群新朋友，他们都很年轻，也很热情，他们说"我们也是学生"。

有了这群"新朋友"，我的生活更加丰富了。然而，也正是他们将一场弥天大难带到了我的身旁。

那年9月份的一天，我跟新朋友们去了酒吧，他们给我倒了一杯酒，告诉我里面有好东西，喝了它就会产生前所未有的感觉，又舒服又刺激。我猜测到他们嘴里的"好东西"是什么，所以开始我是拒绝的。

但是经不住他们的再三劝导和诱惑，我自己心里也想"反正就这么点，不会有什么事，我就尝一小口"。就是这一小口，彻底把我拽向了深渊，而在这之前我做梦都想不到。后来，渐渐地，我就有了一点毒瘾，为了追求刺激，还通过静脉注射吸食毒品，也同他们发生过性行为。

快感是一时的，痛苦却伴随着我的一生，现在幡然悔悟，为时已晚。

当年寒假，我就发起了高烧，身上接连起了好多红疹，刚开始我以为就是普通的感冒，普通的皮肤病，然而到医院一查——HIV阳性。应该就是那一次感染的，我默默地回想着，表面虽然平静，心里早已波涛汹涌。

经过短暂的治疗，我出院了，别人问起时我就说得了一场大病，现在已经好了。正好学校有一个国外留学的名额，我学习还不错，就争取到了。

我简单地收拾了点东西，告别了父母，去了国外，并断了与国内那群"朋友"的联系。

我重新做回"乖学生"，但是再也不似从前。我变得敏感脆弱，变得更加小心翼翼甚至有些自闭，体内潜藏的毒瘾也在隐隐发作。

一年很快过去了，我回到了学校。意外之下，我又与那群"朋友"重逢了，在他们的"劝导"下，我又与毒品相见了，体内深藏的毒瘾也被一股脑儿地勾引了出来。我开始沉沦于此，开始堕落，并在夜晚、酒吧里循着气味寻找我的同类，在每个周末的夜晚与他们相约"放松"。

我开始萎靡不振，我的精神状态越发不好，有时候只能依靠毒品提神，我知道自己已经离不开它们了……

2018年2月份，24岁的阿林在一次例行毒品检测中落网，而这已经不是他的第一次了，随后他被送到了戒毒所接受强制隔离戒毒。

现在的他每个月都会给父母打电话，亲情让困境中的他有了别样的宽慰。

他说："我不可以改变生命的长度，甚至一度在浪费它，但现在我要拓展生命的宽度，在余下的人生里，发出更多的光和热。"

他告诫大学生们："千万不要因好奇尝试第一口，一定要远离毒品，同时要正视同性恋，采用科学合理的解决方式，不要因此而走错路。"

金无足赤，人无完人，人的一辈子会做错很多事。有的错误可以弥补，但有的错误却让你连后悔的机会都没有。

5.4　黑暗的病毒遮不住明媚的青春

——"我还没有死，为何要担心"

故事中的小何，阳光帅气，略带稚气的脸上还经常挂着微笑，这样的他，很难让人与可怕的艾滋病联系在一起。

与大多我们印象里的艾滋病病毒感染者不同的是，小何一直以来都十分乐观，对待艾滋病也十分坦然。

阳光下骄傲的少年

小何就读于某市的一所高校，美术专业，今年大四。

说到他的学习，他愈发"趾高气扬"，傲娇地说道："市级、省级、校级的专业奖我都拿过，专业课是很不错的，还有不少女孩子追我呢！"那桀骜不驯的模样俨然一个父母庇护下的小孩子。

然而，小何对女生没兴趣，同时他比太多同龄人都要坚强，坚强得让人羡慕，让人心疼。

小学时候，小何最好的朋友意外离世，这给了他很大的冲击，后来家里又接连出事，亲人朋友一个一个发生意外，就连他最爱的外婆也生了一场大病，差点没挺过来。说到这些，现在的小何只是轻轻地笑着，云淡风轻得好像在说别人的事。

他说，这些都过去了，现在他只看眼前。

每个人都有选择的自由

小何说："我人缘不错，跟女孩玩得来，但跟男生玩得更好。从高中的时候我跟女生单独相处或者有肢体接触时，就感觉怪怪的，那时候还不知道自己是同性恋。"

随着网络的发展和普及，小何从网上查资料认识到了自己"同志"的身份。高考结束后，小何就想彻底放松一下自己，于是在网上找到了"同志"圈子，并加入进去。

小何说："我把这件事告诉了我最好的朋友，他没有用那种眼神看我，反而说，'现在都什么年代了，每个人都有自由选择的权利'。这句话让我心里宽慰了很多。"

很快，小何交到了自己的第一任"男朋友"，两个人处得不错。

"我们在一块那什么，从来不用套，不只我们，大家都这样，感觉没必要。"小何说这话的时候，脸上的表情严肃起来，虽然他很乐观，心里肯定也是后悔的吧！

坦然面对，一切皆有可能

高危行为两周后，小何开始发烧，出现的症状很像感冒，但却一直不见好，小何意识到自己可能得艾滋病了。一时间他有些慌张，抓紧上网查，这些症状越看越相符，便赶紧去疾控中心检查了。

检查结果确诊HIV阳性，拿到结果的那天，一直悬着的心居然落下了，小何反倒释怀了。

"我也后悔，但是后悔有用吗？愁眉苦脸、担惊受怕是过，快快乐乐的也是过，我没有理由选择前者，谁都不想得这个病，已经得了就要接受它，想着以后，而不是追悔之前。"他说道，像一个看破红尘的智者。

事实也的确如此，但是能够像小何这样想的没有几个人。大多数人还是在悔恨、惧怕、悲伤中潦草度过一生，或者有的人干脆自暴自弃，有的则成为社会的毒瘤。

"我没有残废，也没有做坏事，更没有违法犯罪，更重要的是我还没有死，活着一切皆有可能，我有什么好担心的，生命很短暂，我们没必要难为自己。"看过太多的生死，小何早已淡然。

积极治疗，告诉自己的伴侣

确诊后的小何很快就约了医生，早早加入了治疗的行列。医生说，小何心态好，治疗得早，又积极配合，所以他体内的病毒控制得很好。

"看吧，开心点还是有用的。"听完医生的话小何说道，还带着点小得意。

日子就这样不紧不慢地过着，在一次聚会上，小何又认识了一位男性朋友。

这位朋友对小何关怀备至，体贴入微，小何也很喜欢他，甚至有了"结婚"的打算，但小何又怕耽误人家，于是在一次聊天中，告诉了他自己感染艾滋病病毒的真相。

"他哭了，不是害怕，也不是同情，而是一种对爱情的挣扎，最后他还是告诉我，愿意照顾我一辈子。"小何说着，声音有些颤抖。

美好的未来，明媚的青春

现在的小何还是学校的优等生，他常常参加各种活动、各种比赛，他觉得自己过得很充实、很幸福。他的治疗费用依靠自己的奖学金和国家补贴完全够用。面临毕业，对于未来，小何非常期许，但也有点担忧。

他想进外企，但是担心入职前的体检会被拒之门外。他的主治医师说，根据小何现在的病情，他身体很健康，国家的关怀政策也呼吁给艾滋病人平等就业、公平竞争的机会。

"我的未来会是美好的，我很期待。"小何说道。

他说——

年轻人还是不要过早地发生性行为，即使发生也要采取安全的保护措施；

积极的心态和坦然的内心是一剂有效的良药，既然无法重新来过，不如顺其自然；

艾滋病病毒不是死神，也不是魔鬼，正视它就能战胜它，越早发现，越早治疗，身体越健康；

明媚的青春，晴好的天空，永远不会被病毒掩盖，不会被乌云遮挡。

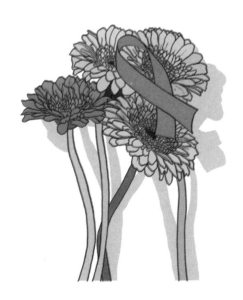